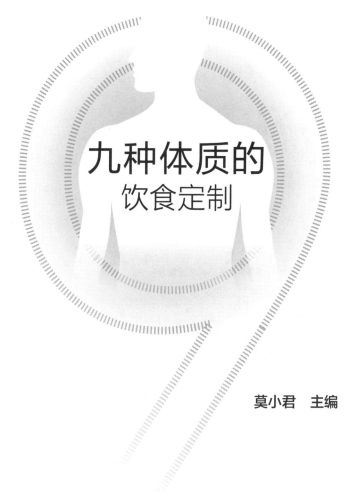

# 九种体质的
## 饮食定制

莫小君　主编

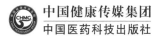

中国健康传媒集团
中国医药科技出版社

**图书在版编目（CIP）数据**

九种体质的饮食定制 / 莫小君主编 . — 北京：中国医药
科技出版社，2020.4

（饮食智慧丛书）

ISBN 978-7-5214-1589-6

Ⅰ . ①九… Ⅱ . ①莫… Ⅲ . ①体质－关系－食物养生
Ⅳ . ① R247.1

中国版本图书馆 CIP 数据核字（2020）第 026742 号

**美术编辑** 陈君杞
**版式设计** 锋尚设计

出版 中国健康传媒集团 │ 中国医药科技出版社

地址 北京市海淀区文慧园北路甲 22 号

邮编 100082

电话 发行：010-62227427 邮购：010-62236938

网址 www.cmstp.com

规格 880×1230mm ¹/₃₂

印张 7

字数 151 千字

版次 2020 年 4 月第 1 版

印次 2024 年 7 月第 3 次印刷

印刷 三河市万龙印装有限公司

经销 全国各地新华书店

书号 ISBN 978-7-5214-1589-6

定价 35.00 元

获取新书信息、投稿、
为图书纠错，请扫码
联系我们。

# 编委会

主　编　莫小君

编　委　（按姓氏笔画排序）

　　　　于富荣　于福莲　宋瑞勇

　　　　曹烈英　程嘉昱

# 前言

　　体质是指人体由于先天的遗传和后天饮食、起居等生活习惯，以及自然、社会、家庭环境等多种因素的影响，在其生长、发育和衰老的过程中，所形成的外表形态上和心理、生理功能上相对稳定的特征。这种特征往往可以提示人们容易患哪些种类的疾病以及日常生活当中的宜忌。

　　中医体质养生是指在中医理论的指导下，根据不同的体质，采用相应的养生方法和措施，纠正体质的偏颇，达到防病延年的目的。从古至今，中国人民从没有停止过对体质养生的探索。早在两千多年前的《黄帝内经》中就对体质进行了多方面的探讨。根据文献记载，人们很早就已经发现，不良体质是发病的内因，体质决定着人体对某些致病因素的易感性。同时人们也从实践中认识到，体质不是固定不变的，外界环境、发育条件和生活习惯的影响都可能使体质发生改变。因此，不良体质可以通过有计划地改变周围环境、改善生活习惯、加强体育锻炼等积极的养生方法得到纠正，从而提高自身抵御疾病的能力。

　　本书根据现代通行的九种体质，从怎么吃怎么养入手，为读者量身定制最适合的饮食方案，提供最实用的家常菜，推荐最有保健功效的药膳方，以助您达到调理体质，保持健康的目的。

编者

2019年12月

目录

# 第一章

# 探古寻今，
# 解密中国人的
## 九种体质

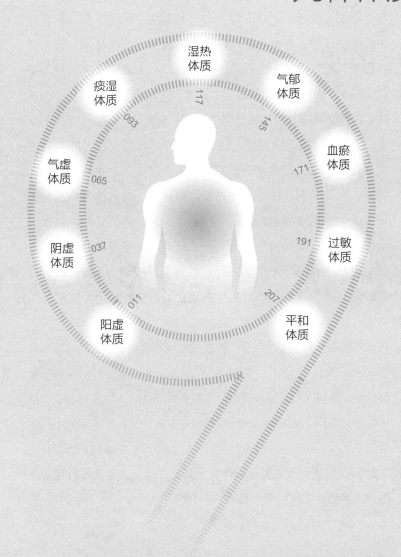

湿热体质 117

痰湿体质 093

气郁体质

气虚体质 065

血瘀体质 145

阴虚体质 037

过敏体质 171

阳虚体质 011

平和体质 191

207

# 什么是体质

大千世界千奇百怪，生活在其中的人也各有不同。从外表上看，有人高大而威猛，有人羸瘦而体弱；有人肤如凝脂无须粉饰，有人油光满面易生痤疮。从心理上看，有人豁达乐观，有人睚眦必报。在炎炎夏日中，有人吃了冰镇西瓜感觉十分清凉解暑，有人则会感到腹痛，甚至拉肚子；在寒冬腊月里，有人需要厚裹衣被，还觉得寒意阵阵，而有的人则只需轻衣薄裳，就已微微汗出。

以上这些都可以归为体质现象。那么，究竟什么是体质呢？

体，指形体；质，指特质、性质。所谓体质是指在人的生命过程中，在先天禀赋和后天获得的基础上逐渐形成的，在形态结构、生理功能、物质代谢和性格心理方面，综合的、固有的与自然、社会环境相适应的相对稳定的人体个性特征。个体体质的不同，表现为在生理状态下对外界刺激的反应和适应上的某些差异性，以及发病过程中对某些致病因子的易感性和疾病发展的倾向性。所以，对体质的研究有助于分析疾病的发生和演变，为诊断和治疗疾病提供依据。

在西方，古希腊"医学之父"希波克拉底积极探索人的机体特征和疾病的成因，提出了著名的"四体液学说"，它不仅是一种病理生理学说，而且是最早的气质与体质理论。希波克拉底认为人体是由血液、黏液、黄胆汁和黑胆汁这四种体液组成的复杂整体，这四种体液的不同比例，形成了人的不同气质，可分为胆汁质、多血质、黏液质和抑郁质。其中黄胆汁占优势的人就属于胆汁质，具有性情急躁、动作迅猛的特点；血液占优势的人就属于多血质，具有性情活跃、动作灵敏的特点；

黏液占优势的人就属于黏液质，具有性情沉静、动作迟缓的特点；黑胆汁占优势的人就属于抑郁质，具有性情脆弱、动作迟钝的特点。人之所以会得病，就是由于四种液体不平衡，而液体失调又是外界因素影响的结果。现在看来，希波克拉底对人气质成因的解释虽然并不正确，但他提出的气质类型的名称及划分，却一直沿用至今。

中医学在几千年的发展过程中也积累了丰富的医学体质学知识，早在两千多年前的《黄帝内经》中，对体质的形成、分类以及体质与病机、诊断、治疗和预防的关系就有极为详细的论述，根据不同的标准可分为不同的体质。其后，历代医家又进一步丰富和发展了《内经》关于发生体质学、年龄体质学、性别体质学、病理体质学及治疗体质学的理论，形成了中医学的体质学说，并对养生防病和辨证论治起着重要的指导作用。

## 体质的影响因素

体质不是固定不变的，而是在先、后天因素的影响下动态变化的。比如随着时间的推移，我们的体质从小儿的稚阴稚阳，逐渐变化为青年的壮阴壮阳，慢慢又步入老年，转变为衰阴衰阳。青少年的时候，气血逐渐旺盛，到了青壮年血气方刚，老年的时候，气血又少又塞滞不通。这都是随着年龄增长带来的体质上的必然变化，是我们无法改变的。但是我们要知道，在先天禀赋的基础上，后天除了年龄以外，很多是可以人为改变的，比如生活方式的改变会对体质产生一定的影响。

人的一生中，都会或多或少地得病，如果得的是慢性病或比较严重的疾病，这种病也会对体质产生影响；如果经常性地吃清热解毒的凉茶，时间久了，就会使身体的阳气受到伤害，很可能逐渐形成阳虚体质，这是从疾病和用药角度来讲对体质的影响。从饮食角度来看，现代人的生活比较优越，而工作繁重，活动量相对较少，容易导致食量过多，营养过剩，超过脾胃的负荷，使食物不能完全消化吸收，长期积聚于体内，形成痰湿，时间久了就容易形成明显的痰湿体质、湿热体质。从生活起居方面来说，长年从事体力劳动的人，虽然体格看上去比较健壮，但由于长期处于形体过劳的状态，通常会造成气虚；而长期形体不活动，循环不好，特别容易促成瘀血的体质；长期用脑过度，尤其容易损伤心、脾两脏气血，造成气血不足，从而形成气虚和血虚的体质。

以上这些都是后天因素对体质的不良影响，但通过调整，后天因素同样可以纠正我们身体的偏性。如对于阳虚体质的人来说，有一个非常关键的改善时期就是"三伏天"。在《黄帝内经》中有一种养生方法叫"春夏养阳"，即在夏日的头伏、二伏、三伏充实人体之阳气，使身体恢复阴阳的动态平衡。像慢性过敏性鼻炎、哮喘、慢性胃肠炎、颈椎病、慢性肾炎等病症，其多是发生在气虚、阳虚的体质基础之上，那么在三伏天的时候，借助自然界阳气升发之势，采用中医针灸、贴敷等方法，再给予适当的养阳之品，能够起到很好的补阳作用，达到事半功倍的效果。

由此，我们不难看出，体质虽先天秉承于父母，但在后天的生活中受到很多因素的影响。不良的影响可能会导致气血阴阳的偏失，而正确合理的调养，则能帮助我们实现气血阴阳平和的目标。

# 中医体质的分类

中医对于体质的分类在《内经》时代有四种，即阴阳五行分类、阴阳太少分类、禀性勇怯分类和体型肥瘦分类。而现代中医学为了更好地与临床辨证用药相结合，采用的体质分类法着眼于人体内气血、阴阳、津液的盛衰虚实，将人体分为正常体质和不良体质两大类。体形匀称健壮，面色、肤色润泽，唇色红润，不易疲劳，精力充沛，耐受寒热，睡眠良好，食欲良好，大小便正常，无明显的气血阴阳偏胜偏衰者为正常体质；而有明显阴虚、阳虚、气虚、血虚、血瘀、痰湿等倾向者，属于不良体质。根据2004年国家颁布的《中医体质分类与判定》标准，可以将体质细分为以下9种。

**1 平和体质** > 顾名思义，平和体质就是不偏不倚，也就是一般人的正常体质，这类人体形匀称，体格健壮，面色红润，头发茂密有光泽，目光有神，唇色红润，精力充沛，不易疲劳，睡眠良好，食欲正常，二便通畅，性格随和开朗，患病少。对自然和社会环境适应能力较强。

**2 阳虚体质** > 所谓阳虚，即身体内阳气不足，此时会表现为活力不足，温煦功能减退，出现恶寒喜暖等症状。具体可表现为肌肉不健壮，形体白胖或面色淡白无华，时感手脚发凉，喜欢热食物，精神不振，胃脘部、背部或腰膝部怕冷，大便稀溏，小便颜色清而量多。性格多沉静、内向。患病易出现寒病，如腹泻、痰饮、水肿、阳痿等。

**3 阴虚体质** > 阴虚体质的人体形多消瘦，经常感到手、脚心发热，面色潮红，眼睛干涩，口燥咽干，鼻微干，喜食冷饮，大便干燥，耐冬不耐夏。性情急躁，外向好动，活泼。易患咳嗽、失眠、甲状腺功能亢进症等。

**4 湿热体质** > 湿热体质的人，面部总是有油光，易生痤疮，常觉口苦口干、身重困倦，大便黏滞不爽或燥结，小便短黄，女性常带下增多、色黄，男性阴囊潮湿多汗。性格易心烦急躁。不适应湿热气候。易患疮疖、黄疸、热淋等病。

**5 气虚体质** > 气虚即人体内元气不足，其形体特征表现为肌肉不健壮，日常可表现为易觉疲乏，气短懒言，讲话声音低弱，容易出汗，舌边有齿痕，面色偏黄，精神不振，头晕，健忘，大便正常，或有便秘但不硬结，或大便不成形，便后仍觉未尽，小便正常或偏多。性格内向，胆小不爱冒险。由于气虚不足，卫外不固，容易感冒，生病后抗病能力弱且难以痊愈，还易患内脏下垂，如胃下垂等症。

**6 气郁体质** > 气郁体质的人，体形偏瘦，常感闷闷不乐，情绪低沉，多愁善感，感情脆弱，容易紧张、焦虑不安，容易感到害怕或受到惊吓，常感到胸闷、乳房及两胁胀痛，经常无缘无故地叹气，咽喉部常有堵塞感或异物感，容易失眠。患病倾向有失眠、抑郁症、神经官能症、乳腺增生等。

**7**
**血瘀**
**体质**
> 血瘀体质的人，由于血液运行不畅，可见面色晦黯，色素沉着，口唇黯淡，舌下络脉紫黯或增粗，身上易出现不明原因的瘀斑。容易烦躁、健忘。不耐受寒邪。易患痛证、血证等。

**8**
**痰湿**
**体质**
> 痰湿体质的人，体形肥胖，腹部肥满而松软，面部皮肤油脂较多，多汗且黏，胸闷，痰多，口中可有甜腻之感，喜欢吃甜食，神疲懒动，嗜睡，大便溏泄。性格比较温和，多善于忍耐。易患糖尿病、中风、胸痹等。

**9**
**特禀**
**体质**
> 特禀体质者是一类特殊体质的人群，以生理缺陷、过敏反应等为主要特征。过敏体质者形体特征一般无特殊，先天禀赋异常者或有畸形等生理缺陷。过敏体质者易对药物、食物、气味、花粉等过敏，有的皮肤容易起荨麻疹，或因过敏出现紫红色瘀点、瘀斑，或一抓就红，并出现抓痕，或有哮喘、咽痒、鼻塞、喷嚏等症状。患遗传性疾病者有先天性、家族性特征。过敏体质者易患哮喘、荨麻疹、花粉症及药物过敏等；遗传性疾病如血友病、先天愚型等。本书主要讨论特禀体质中属过敏体质者。

## 测测你是哪种体质

通过前面的讲述，如何判断自己是哪种体质呢？下面的小测试来为您进行一个定位吧，如果自己符合该体质的大部分特点，那就可以基本判定啦！

### 平和质

- ☐ 面色、肤色润泽
- ☐ 头发稠密有光泽
- ☐ 精力充沛
- ☐ 目光有神
- ☐ 睡眠良好
- ☐ 性格随和开朗
- ☐ 对外界环境变化适应快
- ☐ 身体强健壮实，很少生病，即使生病也能很快痊愈
- ☐ 大小便正常

### 气虚质

- ☐ 有点上不来气，深呼吸一下就舒服多了
- ☐ 经常感觉全身乏力
- ☐ 工作量不大但会疲惫不适
- ☐ 身体柔弱，总是容易感冒
- ☐ 不爱说话，即便说话也是"轻言细语"
- ☐ 虽然没有活动，但不知不觉会出汗
- ☐ 这种出汗会在运动时加剧
- ☐ 有时会头晕眼花
- ☐ 饭量小，容易腹胀
- ☐ 容易心慌

### 阳虚质

- ☐ 平时畏寒怕冷，喜欢穿很厚的衣服
- ☐ 手脚总是感觉发凉
- ☐ 比一般人不耐冷，易感冒
- ☐ 腰膝怕冷
- ☐ 喜欢吃热的食物
- ☐ 一吃凉的食物就难受或拉肚子
- ☐ 阳痿早泄
- ☐ 性功能减退
- ☐ 性格内向、沉静

## 阴虚质

- ☐ 烦躁，易怒
- ☐ 手心、脚心感觉发热
- ☐ 口干，咽燥
- ☐ 入睡后容易出汗，醒来后汗自己退下

- ☐ 面颊偏红
- ☐ 眼睛干涩
- ☐ 睡眠比较差，容易失眠
- ☐ 大便干燥，容易便秘
- ☐ 小便量少，偏黄

## 湿热质

- ☐ 平时性格急躁，容易发火
- ☐ 总是油光满面，看起来不清爽，容易生粉刺
- ☐ 常常觉得嘴巴里发苦、口干
- ☐ 舌苔发黄还很腻

- ☐ 喜欢吃辣，但是吃了辣就容易上火
- ☐ 带下色黄（女性）；阴囊潮湿（男性）
- ☐ 大便黏滞不爽、有解不尽的感觉

## 气郁质

- ☐ 总是莫名其妙地多愁善感、忧郁脆弱
- ☐ 睡眠质量不好，很难入睡
- ☐ 入睡以后也睡得很浅，一点小动静就会惊醒
- ☐ 比较疲惫的时候常觉得胸口胀闷、心慌

- ☐ 经前有明显的乳房胀痛感
- ☐ 甚至会觉得走路的时候肋骨部位发痛
- ☐ 容易受到惊吓，遇事容易感到害怕
- ☐ 经常无缘无故地叹气

## 痰湿质

☐ 喜欢甜食

☐ 面部油脂分泌较多，眼睑总是水肿

☐ 很容易出汗，而且汗很黏

☐ 胸闷，或腹部胀满

☐ 痰多，咽喉部总感觉有痰堵着

☐ 大便多不成形，小便微浊

☐ 潮湿天气，会觉得周身不爽，总是"黏黏"的

## 瘀血质

☐ 容易烦躁，健忘

☐ 面色晦黯

☐ 色素沉着、出现褐斑

☐ 容易疼痛

☐ 容易有黑眼圈

☐ 嘴唇黯淡

☐ 皮肤在不知不觉中会有青紫块

☐ 刷牙时牙龈容易出血

☐ 两颧部有细微红血丝

## 特禀质

☐ 对季节变化敏感，易出现咽痒、鼻塞、喷嚏等

☐ 对海鲜过敏，一吃就会发生皮肤瘙痒、红疹等现象

☐ 对花粉过敏，出现瘙痒、皮肤红肿、喷嚏等

☐ 有哮喘病

☐ 药物过敏

☐ 对动物毛发过敏

☐ 有遗传病

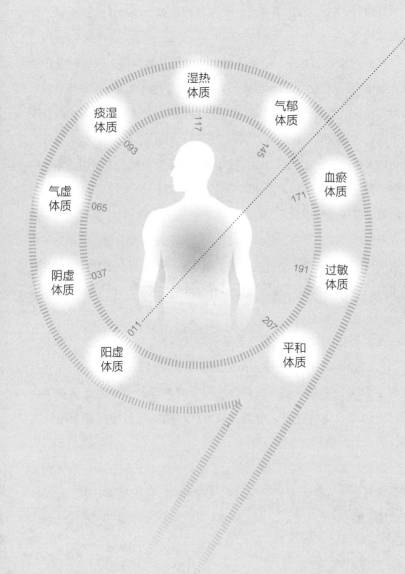

第二章

# 畏寒怕冷的
# 阳虚体质

湿热
体质

气郁
体质

117

痰湿
体质

145

093

血瘀
体质

气虚
体质

171

065

191

过敏
体质

阴虚
体质

037

011

207

阳虚
体质

平和
体质

# 形成阳虚体质的原因

阳虚体质主要来自于先天，与父母密切相关。父母为阳虚体质，或生育过晚，或母亲在孕期过食寒凉食物等都会对胎儿造成影响，促生阳虚体质。

在后天诸多因素中，首先不可避免的是年龄因素，因为随着年龄的逐渐增长，阳气也在逐渐减弱。如老年人出现腰腿痛、夜尿频、畏寒怕冷等是自然衰老之象，不属于病态。但如果老年人严重畏寒怕冷，手脚不温，容易咳嗽、腹泻等，则属于阳虚，需要进行治疗。如果幼年时期用过大量的抗生素，或者经常使用清热解毒的药物，也易造成阳气的损伤。我们都知道抗生素杀菌消炎的效果的确不错，但若不加辨证，那杀的就不仅仅是致病菌了，还有人体的阳气。其实，抗生素所起的杀菌消炎的作用，也正类似清热解毒的作用，频繁使用抗生素，就相当于在一次次耗散阳气，渐渐体质就偏向了阳虚型。平日喜食冰冷食物，尤其是夏日喜食冰镇西瓜、冷饮等，还有过度的性生活，也都会导致阳虚体质。

夏天天热，我们都该保持毛孔的自然开泄状态，这也是"因天之时"，就是顺应自然之规律。但是由于惧怕夏日的炎热，人们往往喜欢在空调房里待着，足不出户，使得全身本已开泄的毛孔又被关闭了，内里寒，体外也寒，空调、风扇吹出的一部分凉风趁机侵入人体，为以后导致阳虚埋下了祸根。

此外，工作环境对阳虚也有一定的影响，如长期在冷库中工作，寒湿之气进入人体，必然会导致阳气的损伤，日积月累下来，就很容易成为阳虚体质。

# 阳虚体质的易感病

其实每种偏颇体质都有一定的发病倾向，只有正确认识这些疾病的特点，使用正确的调养方法，才能避免疾病的发生，接下来我们了解一下阳虚体质的常见疾病有哪些。

## 1 脾胃虚寒

超过一半的阳虚体质者会出现脾胃功能的异常，表现为对寒凉食物畏惧，或稍食用则出现胃痛；平时易于腹胀、腹泻；消化不良，或胃脘部有堵塞感；呃逆、反酸等。

## 2 肥胖

肥甘厚味、多食少动、饮食不节、起居不时，外加情志抑郁等通常是诱发肥胖的因素。一个肥胖患者从身体发胖到超重，通常经历三个阶段：一是胃火过盛，食量超常，消谷善饥，在不知不觉中体重猛增；二是痰湿停滞，全身倦怠，喜卧恶动；三是脾肾阳虚，身体沉重，肢冷畏寒，日久天长，导致肥胖。可能有些人会感慨，喝水都长胖。这是因为水液代谢涉及脾、肾两个脏器，脾主运化，承担运化水谷、化生精微、营养全身的功能，脾阳不振，水谷精微不化，不能正常运输到全身，会形成痰湿水饮潴留体内；肾主水，人体需要靠肾阳的蒸腾气化作用来维持水液代谢平衡。脾肾两虚，自然是进大于出，体重必然增加。饮水如此，何况肥甘厚味了。

③ **水肿**

由于阳虚，体内的水液不能被阳热之气蒸腾气化，被人体利用，只能顺势下行，停滞于局部，形成水肿，尤其是下肢踝关节附近。

④ **脱发**

肾"其华在发"，头发是先天之本，肾脏的一个外观体现。也就是说肾脏的功能强弱、肾精的充足与否，都会通过头发表现出来。所以说，若身体素质比较好，头发会浓厚茂密，这是肾气足的表现；若头发容易脱落，则是肾气不足的表现。

⑤ **女性生殖系统疾病**

人体阳气不足，气血也会运行不畅。就像冬季，由于周围环境气温低下，江河会结冰，水流会凝固。在女性身上可表现为子宫寒冷，简称宫寒，就会出现一系列的症状，例如月经紊乱、痛经、月经量少，或颜色发黑，或血崩，或有月经延后（如果延后不超过一周，一般不用担心，但如果错后7天以上，甚至有的时候就不来了，那就是病态），甚至出现流产或胎停孕的现象。其中最常见的就是痛经，中医有"痛则不通，不通则痛"之说，当体内阴寒凝滞，气血阻滞不通，就会出现痛经，表现为腹痛、坠胀，或伴有腰酸冷痛，轻则发作1~2日，重则持续更长时间，有的甚至须服用止痛剂，严重影响正常的工作和生活。

带下清稀也是女性阳气虚、寒气内盛的常见症状。因为阳虚患者体内水湿加重，会以带下的方式向外排泄。

女性的雌性激素大部分是由卵巢产生，因此，宫寒的患者往往会精神疲惫、面色苍老。阳虚体质的女性，最容易出现子宫肌瘤、卵巢囊肿等病症。

## 6 男性性功能减退

男性阳虚体质者多数会出现性欲缺乏的情况。有的在青壮年时就出现阳痿、早泄等，伴有易于疲劳、腰膝酸软、精力不足、脱发、失眠等症状。除湿热型，即前列腺炎引起的外，男性阳痿、早泄，多为肾阳虚所致。

## 7 痤疮、色斑

痤疮反复发作，难以治愈，或者是皮肤损害特别严重，或痤疮不往外发，在皮肤里形成一个大囊肿，痤愈后基本上终生落疤的，最常见于阳虚体质的人。这种人有一个特点，就是"上热下寒"，可以表现为：夜尿频，喝了水马上要去厕所，痛经，小腹、下肢冷等。还有一些阳气虚的人会出现色斑，这是因为阳虚导致寒邪内盛，影响血液的运行。也有的人表现为面色晦黯、青灰，下眼睑发黑，或在两颧、口角部出现点状或片状褐斑等，这些均是体内阴寒盛，气血瘀滞的外在征象。

## 8 骨质疏松

阳虚的人，到了中老年的时候，非常容易患骨质疏松，所以治疗骨质疏松的中成药，通常都是补阳的，尤其是补肾阳的药物。

# 调养原则
## ——温阳祛寒，温补脾肾

前面我们讲到过，人的体质各有偏颇，但是通过后天的调养可以进行适当的纠正。当阳虚体质没有出现明显偏颇时，做到不伤不损阳气就是了；出现偏颇时，应温补阳气。五脏之中，肾为一身的阳气之根，脾为阳气生化之源，故此时应当着重温补脾肾。另外，人体气血运行有"遇寒则凝，得温则行"的特点，阳虚的人，血脉的循环会受到影响，形成一种潜在的瘀血倾向，为了防患于未然，可在医生指导下选用一些温热性的药食，增加体内阳气，推动气血运行。因此，阳虚体质的养生原则是：不伤阳气，温阳祛寒，温补脾肾，畅通气血。

# 调养方案

阳虚体质者的养生主要可从日常饮食、生活起居、经络调养、情志等方面进行调整。

## 1 日常饮食

少吃或者不吃性寒、生冷食物，如海鲜、冷饮等；多吃温热食物，如羊肉、生姜等。夏日不宜长期服用清热类凉茶。烹饪方式最好选择焖、蒸、炖、煮等。

## 2 生活起居

日常生活中尽量注意关节、腰腹、颈背部以及脚部的保暖。现在的女孩经常是"要风度，不要温度"，盲目模仿时尚杂志的装扮，春秋季，经常会穿着露肩、露脐、露腰、露股、露膝的衣服，即便是在三九冬日，也不过是上身包裹严实，下身仅穿超短裙配长筒靴，将膝盖孤零零地露在外面，这些都是非常错误的做法。中医指出人体有十二条大的经络，这些经络对称分布，遍布全身，长期将其暴露在外，必然会导致虚邪贼风顺经络侵入人体。例如两臂是肺经、心包经、心经、大肠经、三焦经和小肠经的必经之路，暴露两臂就会使这些经络着风，引起疼痛等；膝盖是足三阴三阳经脉经过的要道，是经脉气血流注的节点，本身就不那么畅通，因此非常怕受寒。另外，还应特别注意腹部的保暖。肚脐从中医上来讲，本身就是一个穴位，即神阙穴，而且在肚子周围还有很多关键穴位如关元、气海等穴。如果一味地将此处暴露，就很容易导致寒气侵入这些重要穴位，使体内的阳气耗散，进而使体质偏颇，形成阳虚质。

减少空调使用频率。夏季尽量少用、不用空调，以避免毛孔紧缩封闭汗液，体内湿邪堆积无法排出，损伤阳气。四季转换时，宜春捂，不宜秋冻。

增加户外活动，多在温暖的阳光下进行锻炼。阳虚体质中有很多人都不同程度地存在"骨质疏松""缺钙"等问题，这与晒太阳时间少、活动量少等有关。需要注意的是，应避免过强的阳光照射，比如夏天的时候选上午10点钟以前，下午3点钟以后出门。"动能生阳"，阳虚体质者应以力所能及、感兴趣又方便为原则，做一些舒缓柔和的运动，如散步、太极拳、八段锦、内养操、舞蹈等，长期坚持。但要避免运动时间过长、运动强度过大，尽量避免在大风、寒冷环境中锻炼身体。切忌突击式运动，大汗淋漓的"暴力"运动方式，不但起不到保健养生的效果，反而会造成阳气损伤。

避免熬夜。夜间本应该是阳气潜藏的时候，而喜欢熬夜的人们一般是工作、聊天或沉溺网络，阳气总是被调动在上、在外，而不能潜藏、休养、调整，导致其出现面容憔悴、精神疲惫。而且熬夜之后，"夜猫子"们通常会在白天补充睡眠，一睡就是一天，这样长期生活作息紊乱，很容易慢慢形成阳虚体质。

## 3 经络调养

艾灸。可选神阙、气海、关元、中极、肾俞等几个有着很好温阳作用的穴位，在三伏天和三九天每次艾灸至皮肤微微发红为度。另外中医用从上到下隔姜灸整条督脉的方式，也是培养、激发人体自身阳气的极好的治疗手段。

搓命门。将两手心搓热揉搓命门穴，手掌向下用力，反复搓到有灼热感为好。每天早晚用手搓命门穴，可以强腰膝，固肾气，起到延缓人体衰老的作用。

## 4 情志

保持积极向上的心态。要正确对待生活中不利的事情，及时调整自己的消极情绪。减少欲望，戒除自私、嫉妒、贪婪、阴险、忧郁、怀疑等不良心理。

# 四季顺时养生要点

春季阳气升发，阳虚体质者尤其要注意扶助阳气。此时万物复苏，一片生机盎然之景，宜适当增加户外活动，调动阳气。同时，初春韭菜是人们"尝春"的时蔬佳品，此时韭菜也最益于人体健康。春季气候冷暖不定，需要保养阳气，而韭菜性温，还能增进体力和促进血液循环，常常手脚冰冷、下腹冷的人可以多吃。

夏季的三个月是自然界阳气最旺的时期，此时人体内的阳气也非常充盛，根据中医理论"春夏养阳，秋冬养阴"的观点，阳虚体质者的锻炼时间最好选择春、夏，一天中又以阳光充足的上午为最好的时机。但由于夏季暑热多汗，也易导致阳气外泄，因此要尽量避免强力劳作，大汗伤阳，也不可恣意贪凉饮冷。到了三伏天，天气最热，阳气也最旺，根据中医"天人相应"的观点，这个时候应顺势补阳。对阳虚体质的人来说，可适当吃些羊肉等助阳食物。此外还可以做"天灸"，即"冬病夏治"。天灸重在调理体质，尤其是对气虚、阳虚体质，有很好的改善作用。

进入秋季，气候处于"阳消阴长"的过程，此时气温变化较大，昼夜温差悬殊，正是一些寒性病易发的季节。阳虚体质者脾胃功能本身较差，阳虚型胃寒之症在这个季节也是高发。因此，我们应注意胃脘部的保暖，可在夜间用暖水袋温暖胃部。饮食上也可食用温补食材，如羊肉、胡椒等补阳养胃。

对于阳虚体质者来说冬季是饮食补养的最好季节。因为冬季万物潜藏，人体的阴精、阳气也趋于潜藏，此时补益阴精、阳气，就易于吸收而藏于体内，从而使体质得到增强，起到扶正固本的作用。古人云，"三九补一冬，来年无病痛"，又有"冬至阳生"的说法。偏于阳虚的人以羊肉、鸡肉等温热性质的食物为宜，它们具有温中、益气、补精、填髓等功能。另外，根据中医学"五行学说"和"天人相应"观点，阴盛阳衰者多吃黑米、黑大豆、黑芝麻、黑枣、黑木耳等黑色食物可补养肾气，以抗严寒。

## 不可不吃的温阳食材

**羊肉**　|性味| 味甘，性温。归脾、肾经

　　　　|功效| 益气补虚，温中暖下

　　中医有"人参补气，羊肉补形"的说法，因此，阳虚体质者可适当食用"人参核桃羊肉汤"，以补阳滋阴。既能御风寒，又可补身体，最适宜于冬季食用，故被称为冬令补品，深受人们欢迎。《别录》云："（羊肉）主缓中……虚劳寒冷，补中益气，安心止惊。"《千金·食治》载："主暖中止痛，利产妇……丈夫五劳七伤。"

**牛肉**　|性味| 味甘，性平。归脾、胃经

　　　　|功效| 补脾胃、益气血、强筋骨

适用于中气下陷，气短体虚，筋骨酸软，贫血久病及面黄目眩之人食用。牛肉蛋白质所含必需氨基酸甚多，故其营养价值甚高。但由于牛肉属高嘌呤高蛋白膳食，在体内代谢后，会产生大量尿酸，所以肾病患者、尿酸高者不宜食用。

**鳝鱼**　| 性味 | 味甘，性温。归肝、脾、肾经
　　　　| 功效 | 益气血、补肝肾、强筋骨、祛风湿

鳝鱼肉质细嫩，营养丰富，适宜于身体虚弱、气血不足、风湿痹证等患者食用。

**虾**　| 性味 | 味甘，性温。 归肝，肾经
　　　| 功效 | 壮阳补精

虾营养丰富，肉质松软，易消化，尤其适于身体虚弱以及病后需要调养的人，可用于治疗肾虚阳痿等。但是由于虾为动风发物，湿疹等皮肤病患者应慎食；体质过敏，如患过敏性鼻炎、支气管炎等疾病者不宜吃虾。

**刀豆**　| 性味 | 味甘，性温。归胃、肾经
　　　　| 功效 | 温中下气、止呕逆、益肾

可以有效治疗病后及虚寒性呃逆、呕吐、腹胀以及肾虚所致的腰

痛等病症。此外，虚寒呃逆及胃寒呕吐者，宜与生姜同食；肾虚腰痛的人宜与猪腰一同食用，效果显著。一般人群均可食用，尤适于肾虚腰痛、气滞呃逆、小儿疝气等患者食用，但胃热者慎服。

**韭菜**　|性味| 味辛，性温。归肝、胃、肾经
　　　　|功效| 补肾、温中行气、散瘀、解毒

　　用于肾虚阳痿，里寒腹痛，噎膈反胃，胸痹疼痛，衄血，吐血，尿血，痢疾，痔疮，跌打损伤等症。其含有挥发性精油及硫化物等特殊成分，散发出一种独特的辛香气味，有助于疏调肝气，增进食欲，增强消化功能；其辛辣气味，可起到散瘀活血，行气导滞的作用。此外，韭菜还含有大量粗纤维，能增进胃肠蠕动，预防便秘。阴虚内热及疮疡、目疾患者均忌食。

**生姜**　|性味| 味辛，性温。归脾、胃、肺经
　　　　|功效| 解表散寒、温中止呕、
　　　　　　　温肺止咳、解毒

　　用于风寒感冒，胃寒呕吐，寒痰咳嗽，解鱼蟹毒等。现代研究表明，生姜中富含挥发油，可加速血液循环；生姜的姜辣素，具有刺激胃液分泌、兴奋肠道、促进消化的功能。一般人群均可食用，但是阴虚内热及邪热亢盛者忌食。

**核桃** |性味| 味甘，性温。归肾、肺、大肠经

|功效| 补肾固精、温肺定喘、润肠、排石

用于虚劳喘嗽，腰痛脚弱，阳痿，遗精，小便频数，石淋，大便燥结等。核桃营养价值丰富，有"万岁子""长寿果""养生之宝"的美誉。核桃富含不饱和脂肪酸、镁、钾、维生素E、维生素$B_2$等多种营养成分。

**龙眼** |性味| 味甘，性温。归心、脾经

|功效| 益心脾、补气血、健脾胃、安神

龙眼又名桂圆。用于思虑伤脾，头昏，失眠，心悸怔忡，虚赢等。龙眼含糖较多，为易消化吸收的单糖，含铁量也比较高，此外还含有维生素C、维生素$B_1$、维生素$B_2$、维生素P等多种维生素。内有痰火及湿滞停饮者忌食。

**板栗** |性味| 味甘，性温。归脾、胃、肾经

|功效| 养胃健脾、补肾强筋、活血止血

用于反胃，泄泻，腰脚软弱，吐血，衄血，便血，折伤肿痛等病

症。板栗中含有丰富的蛋白质、脂肪、B族维生素等多种营养成分。板栗的营养价值虽高，但也须食用得法。最好在两餐之间把板栗当成零食，或与饭菜同食，不要饭后大量食用。这是因为板栗含淀粉较多，饭后吃容易摄入过多的热量，不利于保持体重。

# 阳虚体质调理食谱

## 肉桂炖牛肉

**原料**　牛腩500克，土豆250克，胡萝卜150克，肉桂3克，生姜、葱、料酒、老抽、油、盐、糖各适量。

**做法**　牛肉切块，胡萝卜、土豆切滚刀块。牛肉汆汤后洗净，放入锅里，添加清水及葱、姜、料酒，大火煮开后转小火熬1～2小时。把牛肉单独捞出放入炒锅内，添加开水及肉桂等调料，煮开后转小火熬1小时左右。放入老抽、胡萝卜、土豆翻炒均匀，加盖煮熟即可。

**功效**　补火助阳、引火归原、散寒止痛、活血通经。

## 红烧鳝鱼

**原料**　鳝鱼500克，植物油、盐、蒜、生抽、糖、姜、料酒各适量。

**做法**　鳝鱼剖洗干净，用开水烫去鱼身上的滑腻物。将剖洗好的鳝鱼剪成段，每一段上再用剪子剪一至二道小口。切好姜丝，剥好大蒜头，放在鳝段上备用。坐锅热油，先下姜丝、大蒜头煸香，倒入鳝段，略翻炒后倒入料酒，翻炒，倒入生抽、糖、盐调味。翻拌均匀后倒入适量的水，转中小火，慢慢煨至鳝段入味，大蒜头变软，收干汤汁，起锅装盆。

**功效** 益气血，补肝肾，强筋骨，祛风湿。

## 韭菜炒鸡蛋

原料　韭菜 300 克，鸡蛋 3 个，食盐、料酒、色拉油各适量。

做法　将韭菜择洗干净，控干水分后切段待用。鸡蛋打入碗内，加料酒、食盐搅打均匀。炒锅加较多底油，烧至五六成热，倒入韭菜煸炒，待韭菜断生，迅速倒入鸡蛋液翻炒，一边翻炒一边淋上少量油，等鸡蛋液凝固到熟即可。

**功效** 温补肝肾，助阳固精。

## 板栗焖鸡

原料　鸡 1 只，板栗 250 克，葱、姜、料酒、老抽、糖、盐、植物油各适量。

做法　将生板栗去皮，将鸡洗净，剁成小块，备用。在锅里放油，等油烧热后，放入生姜、葱，炒出香味后，将鸡块放入，翻炒，直至锅内水分炒干。加入酱油、盐、白糖、料酒，炒拌均匀后倒入开水，淹过鸡块高度的 3/4，用大火烧沸，撇去浮沫，再改小火焖 10 分钟。放入板栗，盖上锅盖继续焖 10 分钟即可。

**功效** 补肾强腰。

## 白胡椒猪肚汤

**原料** 白胡椒15克，猪肚1个，姜片、食盐、香油各适量。

**做法** 将盐撒在猪肚上，用手仔细揉搓，洗净后再用同样的方法处理一次。或者用生粉和白酒揉搓猪肚，以更好地除去异味。白胡椒略打碎，然后把胡椒纳入猪肚内，头尾用线扎紧。与姜片一起放瓦煲内，加入清水适量，武火煲沸后改为文火煲约3个小时，调入适量的食盐与香油便可。

**功效** 温中散寒，醒脾开胃。

## 牛骨髓汤

**原料** 牛骨髓骨2块，竹荪50克，姜片、白胡椒粉、盐各适量。

**做法** 竹荪加盐在水中泡10分钟，剪去根部，待用。锅中加水放入牛骨髓骨、姜片，大火烧开，撇去浮沫，转小火煲2小时。再放入竹荪，煲30分钟，调入盐和白胡椒粉即可。

**功效** 滋肺补肾，填精益髓。

## 姜橘椒鱼羹

**原料** 橘皮10克，鲜鲫鱼1尾（约250克），生姜、胡椒各适量。

**做法** 将鲜鲫鱼去鳞、鳃，剖腹去内脏，洗净。生姜洗净切片，与橘皮、胡椒共装入纱布袋内，包扎后填入鱼腹中。将鱼放入锅内，加水适量，用小火煨熟，加食盐少许调味。

**功效** 温胃散寒。

# 家常保健药膳推荐

　　五脏之中，肾为人体阳气的先天之本，脾为阳气后天生化之源，因此阳虚体质者调理体质重在温补脾、肾的阳气。最好于医生指导下在日常饮食中加入一些温补脾肾的中药，制成药膳食用，如鹿茸、杜仲、锁阳、山茱萸、熟地黄、肉桂等，在大饱口福之时即可获得补阳之效。

## 砂仁炒猪肚

原料　砂仁20克，猪肚1个，生姜、胡椒粉、味精、辣椒油各适量。

做法　将猪肚放入沸水中氽透，去内膜，备用。清汤倒入锅中，放入猪肚，加生姜同煮，熟后捞出晾凉，切片。砂仁研末，与胡椒粉调匀，再加味精、辣椒油少许，与熟肚片拌匀即可。

**功效** 温补脾阳。

## 当归生姜羊肉汤

原料　羊肉500克，当归20克，生姜30克，料酒、食盐各适量。

做法　当归、生姜用清水浸软，切片备用。羊肉剔去筋膜，放入开水锅中焯熟，捞出切片备用。当归、生姜、羊肉放入砂锅，加清水、料酒、食盐，旺火烧沸后撇去浮沫，再改用小火炖至羊肉熟烂。

**功效** 温中补血，祛寒止痛。

## 萸肉山药羊肉汤

**原料** 羊肉500克，山萸肉20克，山药20克，龙眼肉20克，生姜、大葱、食盐各适量。

**做法** 将羊肉切块放入滚水焯熟，捞起洗净后放入瓦煲中，加入生姜、大葱，煲至水滚，放山萸肉、山药、龙眼肉，用中火煲3小时，加入食盐调味即可服用。

**功效** 温肾补阳。

## 刀豆汤

**原料** 刀豆30克，生姜3片，红糖适量。

**做法** 将刀豆、生姜洗净，加水300毫升，煮约10分钟，去渣取汤汁，再加红糖，调匀即成。每日 2 ~ 3次，服饮汤汁。

**功效** 温中降逆，止呃止呕。

## 桂花栗子羹

**原料** 板栗300克，白糖100克，生粉50克，糖桂花少许。

**做法** 板栗加清水略煮，再去壳去皮，栗肉上笼蒸酥，待栗肉冷却后切成粒状。锅内放水烧滚，放白糖、板栗烧至糖溶于水中，略焖，放入桂花，用湿淀粉推匀，出锅。

**功效** 补肾，强筋。

## 补肾八宝粥

原料　怀山药、薏苡仁、松仁、核桃仁、枸杞子、桑椹各10克，大枣5枚，粳米150克。

做法　将怀山药、薏苡仁、松仁、桑椹碾成细末，拌匀备用。将粳米淘洗干净，与大枣、枸杞子、核桃仁一同放入锅内，加水煮粥，待粥煮至浓稠时，加入药粉，再煮10分钟即成。

**功效**　健脾利湿，温补肾阳。

## 益智仁粥

原料　粳米50克，益智仁5克，食盐适量。

做法　将益智仁研为细末。将粳米淘洗后放入砂锅内，加入清水，先用武火煮沸，再用文火熬成稀粥。调入益智仁末和少量食盐，稍煮片刻，待粥稠停火即可。

**功效**　温肾助阳，固精缩尿。

# 调理体质常用的药茶

## 生姜红糖饮

原料　生姜30克，红糖适量。

做法　生姜煎汤后，加红糖调匀饮用。

功效　暖胃祛寒。

## 山楂核桃饮

原料　核桃仁150克，山楂50克，白糖200克。

做法　核桃仁加水少许，用石磨磨成浆，装入容器中，再加适量凉开水调成稀浆汁。山楂去核，切片，加水500毫升煎煮半小时，滤出头汁，再煮取二汁，一、二汁合并，复置火上，加入白糖搅拌，待溶化后，再缓缓倒入核桃仁浆汁，边倒边搅匀，烧至微沸即可。早晚各服1次，温服为宜。

功效　补肺肾，润肠燥，消食积。

## 三汁和胃饮

原料　用榨汁机榨鲜韭菜汁2杯，生姜汁1杯，牛奶1杯。

做法　在韭菜汁中加入生姜汁、牛奶，用文火煮沸，温服。

功效　暖胃祛寒。

## 姜枣茶

原料　生姜3片，大枣3枚。

做法　将生姜、大枣以沸水冲泡，代茶饮。

功效　祛寒止痛。

## 干姜暖身茶

原料　干姜2克，白芍7克，香附5克，玫瑰花5克。

做法　全部放入杯中，用沸水冲泡即可饮用。

**功效**　祛寒暖身。

## 龙眼红枣茶

原料　龙眼肉20颗，红枣15颗，枸杞子30克，红糖适量，茶叶少许。

做法　全部放入锅中煎煮，过滤取汁饮用。

**功效**　祛寒暖身。

## 柠檬红茶

原料　红茶10克，柠檬2片。

做法　二者放入杯中，用沸水冲泡。

**功效**　暖身养胃。

## 暖身补气茶

原料　黄芪5片，当归1片，生姜1片，茶叶5克，红枣3个。

做法　把前四味煎煮成汁，最后饮用时加红枣。

**功效**　增强体质，散寒健脾。

# 调理体质常用的药酒

## 锁阳酒

**原料** 锁阳30克，白酒500毫升。

**做法** 将锁阳浸泡在白酒中，7天后弃药渣，装瓶饮用。每天2次，每次15～20毫升。

 **功效** 益精壮阳，养血强筋。适用于肾虚阳痿，腰膝无力，遗精滑泄，精血不足等症。

## 菟丝子酒

**原料** 菟丝子30克，五味子30克，白酒（或米酒）500毫升。

**做法** 将菟丝子、五味子装布袋，置于净器中，用白酒（或米酒）浸泡，密封。7天后弃药渣饮用。每天2～3次，每次20～30毫升。

 **功效** 补肾益精，养肝明目。适用于肝肾不足的目昏，耳鸣，阳痿，遗精，腰膝酸软等症。

## 鹿茸酒

**原料** 鹿茸6克，山药片10克，白酒500毫升。

**做法** 将鹿茸切片，加山药片装布袋内，置酒中浸泡7天，即可饮服。

**功效** 补肾助阳，填精益髓。适用于阳痿滑精、宫冷不孕，神疲畏寒等症。

## 阳虚体质常见病对症食疗方

　　阳虚体质的人很容易发胖、脱发、手足冰凉，睡眠轻，易惊醒，易患慢性腹泻等。进入中老年的时候，非常容易患骨质疏松。因为阳虚，水不能被阳气蒸腾向上弥散，于是停滞于局部，形成水肿，尤其是下肢踝关节上下。日常生活中可以通过对症食疗积极调养身体，但须注意在医生指导下使用。

### 肥胖

　　肾阳是一身阳气之根，"五脏之阳气，非此不能发"，所以各脏腑阳气虚衰，日久必累及肾阳；肾阳虚衰，则标志着一身阳气之不足。而阳气对于运化水湿有着不可替代的作用。若阳气不足，痰湿水饮停滞，则易导致肥胖。在几种肥胖类型中，要数脾肾阳虚型肥胖最难解决，其涉及脾、肾两个重要的脏器，算得上肥胖的重灾区了。脾肾阳虚型肥胖患者常伴颜面虚浮，神疲乏力，并可见面色㿠白，形寒肢冷，或下利清谷，舌淡胖，苔白，脉沉迟。总的治疗原则是健脾、补肾、温阳，可选用有温补脾肾，减肥轻身之效的仙灵芪归茶。

### 仙灵芪归茶

**原料**　淫羊藿15克，茯苓15克，黄芪20克，肉桂3克，川续断10克，白术10克，泽泻10克，山药10克，当归10克，泽兰10克。

**做法**　每日1剂，水煎服，当茶服用。3个月为1疗程。

 **功效**　方中黄芪、淫羊藿温补脾肾；肉桂、川续断、白术温肾助阳化气；茯苓、泽泻健脾利湿；山药健脾益气；当归、泽兰养血活血。全方使肾充脾运，痰湿得化，肥胖得消，对女性肥胖伴有月经不调者最为适宜。

### 手足冰凉

　　西医认为，人怕冷与机体摄入某些矿物质不足有关。如钙在人体内含量的多少，可直接影响心肌、血管及肌肉的伸缩性和兴奋性；血液中缺铁是导致缺铁性贫血的重要原因，常表现为产热量少、体温低等。甲状腺素能加速体内组织细胞的代谢，增加身体的产热能力，从而抗冷御寒，而碘恰能促进甲状腺素分泌。因此，补充富含碘、钙和铁的食物可提高机体的御寒能力。科学家们发现，海带是人类摄取碘、钙、铁的宝库。一般成年人需要的碘量仅为150微克左右，而每100克海带中，含碘240毫克，钙1177毫克，铁150毫克，所以海带对儿童、妇女和老年人的保健均有重要的作用。此外，芝麻、花生富含维生素E，可以帮助维生素B族的吸收，加强神经对抗寒冷的能力。维生素E还有扩张血管的作用，可以加强肢体末梢的血液循环。

　　中医认为，手足冰凉是由于体内阳气不足，不能温养四肢所致，因此可多吃一些性属温热的食品，以提高机体耐寒力。可选择具有温热之性的食物做成菜、汤进行食补，如姜丝爆羊肉、大枣枸杞羊肉汤等。

## 姜丝爆羊肉

原料　羊肉300克，姜丝适量，油、盐、花椒、八角、味精各少许。

做法　羊肉切薄片，生姜切细丝，锅内加油少许，起旺火，待油冒青烟时，入花椒、八角，炸出香味，入姜丝略炒，加入羊肉片翻炒，加入盐、味精，出锅时淋麻油即可。

功效　益气补虚，温阳御寒。

## 大枣枸杞羊肉汤

原料　羊肉450克，枸杞子10克，大枣6枚，花椒、大料、姜片、葱段、盐适量。

做法　锅内加水，放入羊肉，葱、姜、花椒、大料同煮。煮半熟时，加入大枣、枸杞子和盐，再煮至熟即可。

功效　补气养血，养肝明目。

### 骨质疏松

　　脾肾阳虚型骨质疏松者多表现为形寒肢冷、腰酸腿痛、食欲不振、腹胀便溏等。应禁食生冷或寒性食物，如海鲜、冷饮；多吃山药、莲子、豆制品、油菜、白菜、韭菜、红枣等。可以通过服药粥进行食补，如牛奶山药燕麦粥。其中山药健脾益肾；燕麦片含丰富矿物质，能预防骨质疏松；牛奶补充蛋白质和钙，有强壮骨骼的作用。

## 牛奶山药燕麦粥

原料　牛奶220毫升，燕麦片50克，山药50克，糖适量。

做法　山药洗净去皮切丁，备用。鲜牛奶倒入锅中，加入山药和麦片轻轻搅拌，小火煮至熟烂，加糖，关火。

**功效**　补钙强身，润肠通便。

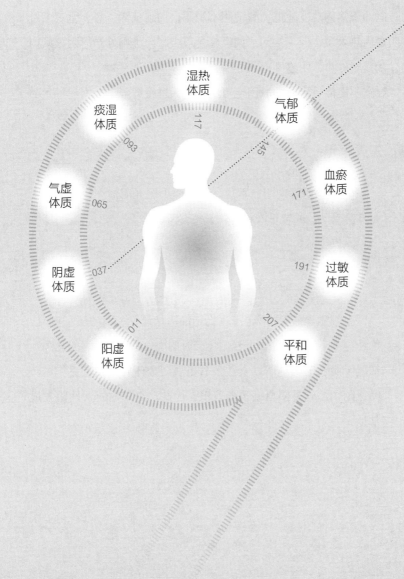

第三章

# 缺水急躁的
# 阴虚体质

湿热
体质

痰湿
体质

气郁
体质

117

093

气虚
体质

065

血瘀
体质

171

阴虚
体质

037

191

过敏
体质

011

207

阳虚
体质

平和
体质

# 形成阴虚体质的原因

阴虚体质就是由于体内津液精血等阴液亏少，人体阴气不足，滋润、制约阳热的功能减退，致使阴不制阳，而出现燥、热、化气太过等阴虚内热表现，即《素问·调经论》篇中"阳虚则外寒，阴虚则内热，阳盛则外热，阴盛则内寒"所指。

导致阴虚体质形成的原因也可从先后天进行解释。

## **1** 先天不足

怀孕时期母亲阴血不足，导致腹中胎儿阴液亦亏，或母亲是高龄受孕，或者早产等均属于先天因素。

## **2** 女性更年期

女性生理情况特殊，一生之中经历月经、孕育、生产、哺乳、绝经等多个生命阶段，月经、生产时的失血、哺乳分泌的乳汁，都属于阴血范围，所以女性多易出现阴虚体质。到了更年期，经血闭止，就是阴血枯竭的表现。因此，更年期的女性阴虚最常见。

### 3 男性纵欲耗精

男性一生的经历不如女性如此"丰富"，因此，男性阴虚体质相对少见，但长期纵欲的男性极易因为精气耗伤过度而出现肾阴虚的问题，不仅平时易于口渴，而且还可以出现烦躁、腰酸、多汗等征象。

### 4 饮食不当

如长期食用辛辣刺激、煎烤的食物，此类食物多性燥，易耗伤阴津，也会加重和促生阴虚体质。

### 5 疾病引起

一些慢性病症，如长期心脏功能不好、高血压病患者长期吃利尿药等也会形成阴虚体质；长期发热，在热退之后易于出现阴虚体质——汗为阴液，发热时不停出汗最易导致人体阴液耗伤。长期的情绪压抑，不能释放，郁闭于体内，久而化火，内火郁而不发反行于内，暗耗阴液，导致阴虚。

还有外界的一些因素，比如强紫外线辐射、季节变化等，这些都是导致阴虚、促进阴虚体质形成的后天因素。

# 阴虚体质的易感病

中医认为阴虚内热的基本特征是干枯不滋润，有内热，那么阴虚体质者的易感病有哪些？

**1 肺结核** > 阴虚者气血虚弱，阴精耗损，免疫力降低，病毒容易乘虚而入，从而引发肺痨，即肺结核。

**2 糖尿病** > 初起阶段一般都是以阴虚为主，表现为口干，饮不解渴等。

**3 失眠** > 体内津液少，津液不能起到滋润、濡养的作用，导致心神失养，心烦不安，气候、情绪、饮食、环境稍有改变就容易导致失眠。

**4 便秘** > 阴虚者体内津液不能濡润肠道，导致便秘。

**5 色斑** > 阴虚者易致虚火上炎，火燥相结形成色斑。《外科正宗》曰："黧黑斑者，水亏不能制火，血弱不能华肉，以致火燥结成斑黑，色枯不泽。"

**6 口腔溃疡** > 阴虚生内热，易引发口腔溃疡。而且阴虚内热者皮肤干燥，嘴唇容易开裂，更易产生口疮。

# 调养原则
## ——滋阴润燥降虚火

养生就是要注意顺势而为，阴虚体质者调养的关键在于补阴，不要再消耗阴液，虚上加虚。五脏之中，肝藏血，肾藏精，同居下焦，所以阴虚体质的人应以滋养肝肾二脏为主。原则上应注重滋阴润燥，壮水制火，滋养肝肾。由于人的精神活动偏阳，精神活动越强，阴液就消耗越多，所以神要相对地静一些，以镇定安神、休息为原则，减少阴液消耗。

# 调养方案

人的健康全赖于阴阳平衡，阴阳是相辅相成的关系，《黄帝内经》云："阳胜则阴病，阴胜则阳病"，并且"孤阴不生，独阳不长"。因此，阴虚体质的人要达到阴阳平衡的状态，不能损阳，而应在日常生活中通过滋阴的方法进行调养。

## 1 饮食方面

首先要戒掉温燥、辛辣、香浓，或油炸、煎、烧烤过的食物，因为即便食物本身的性质不是热性的，通过这些加工方式，会使食物性质改变，使人吃了之后上火，伤阴。所以对阴虚体质者来说，应多吃经过焖、蒸、炖、煮的食物，因为这些食物相对清润、温和一些。肉类的话，可以吃鸭肉、海参等，羊肉、狗肉、虾等不利于阴虚内热的人。做肉时红烧可以，但不要放很多桂皮、八角等，阴虚体质的人吃了容易上火。水果的话，可以吃一些清润滋补的水果，比如葡萄、柿子、雪梨、苹果、甘蔗、西瓜等。还有莲藕，如果是很新鲜的莲藕，阴虚内热的人吃很好；如果稍老一点，藕比较粉、比较面，补脾胃很好。阴虚内热者吃莲藕，可以在夏天的时候榨汁，既滋阴又清热。

## ② 起居方面

阴虚体质者在夏季不可进行剧烈锻炼，因为夏日天气炎热、动则汗出，容易引起阴液损耗。也不太适合多做跑步、登山、下楼梯等磨损关节的运动，因为阴虚者更易缺乏润滑关节的阴液，以致关节涩滞。要做一些动作舒缓的运动，比如瑜伽、太极拳、八段锦、简单的拉伸保健操等。工作的环境尽量避开烈日酷暑，不要汗出太多，根据工作轻重缓急，合理安排工作，避免因工作繁杂而焦急上火。焦急上火会更伤阴，更伤阴就更焦急上火，形成一种恶性的循环。阴虚体质者应该保持充足的睡眠时间，以养阴气。

## ③ 经络养生

阴虚体质的人不宜艾灸，可常揉三阴交、太溪穴、涌泉穴，推太冲穴至行间穴，以补肾疏肝，培养阴精阴血。也可每天坚持推腹，双手相叠在肚脐上顺时针按揉，或是从上到下推。由于腹部有很多的经脉，尤其是任脉在腹部正中线上，它是"阴脉之海"，所以阴虚体质的人群，通过推任脉和腹部的一些穴位，效果会很明显。必要时根据个人具体情况可以在医生指导下选择刮痧、拔罐等方式配合治疗特殊突出症状。

### ④ 情志方面

阴虚体质者因精血不足，多没有耐心，虚火上扰，易出现烦躁。如果任由其发展会加重虚火外越，消耗阴血，助生燥热。因此应学会调节、缓和亢奋情绪，降低期望值，减少精神压力，清心寡欲，抵制过多诱惑而减少非分贪念。同时避免紧张情绪，避免受惊吓而伤肾，戒怒戒嗔，尽量保持轻松愉悦的心境，养成冷静、沉着的处世态度。还可多听古典高雅音乐，多看辞藻优美的文学作品，加强个人文化艺术修养来平衡各种过激的情绪从而获得心理健康。

## 四季顺时养生要点

春季是万物复苏，阳气升发渐长的季节，所以这个时候阴虚体质的人虚火上炎的现象比较明显。因此，在进行饮食调理的时候，应以平补为最佳，可以选用清补类的食物如梨、莲藕、百合等。对于阴虚的人而言，其本身阴气不足，阳气偏亢，在这个季节情绪也容易偏向急躁。因此，应注意平和虚亢的阳气，向舒缓方向努力。

因此，应注意平和虚亢的阳气，向舒缓方向努力

　　夏季阳气发展到了鼎盛时期，而阴虚体质的人本来体内阴液就亏少，这就更容易导致口咽干燥、五心烦热等现象的产生。因此饮食上应以清淡类的食物为主，少食或者是不食油腻肥厚、油煎油炸类的食物。由于外界环境炎热，难免加大烦躁情绪，此时应注重精神内守，平静内心。同时避免烈日暴晒、大汗淋漓，以免更损阴液。

　　秋季在中医来讲对应五脏之中的肺，所以秋季养肺是最为重要的，它要配合自然界阳气收敛，气机潜藏。中医上讲，肺是水之上源，肾是水之下源，肺主肃降。秋天的时候，一定要保证肺的肃降，它会把心火、肝火给压下去，会使肾水得到充分的补充，不让阴虚体质发生明显的偏颇，从而保证我们身体的健康。肺为娇脏，喜欢清润，所以要吃一些清凉滋润的食物，如沙参、麦冬、玉竹、百合、雪梨等。

　　冬季阴虚体质者应保持思想情绪平静，不要过多接触喧扰的环境，宜淡泊宁静。此时应早睡晚起，可以根据自身的兴趣爱好进行一些户外锻炼，但应注意不宜过激以及锻炼时间过长。冬季肾是主角，也是我们进补的最佳时期，此时应吃一些平补阴气的食物，如黑米、芝麻、黑豆等。

## 不可不吃的滋阴润燥之品

**鸭**

|性味| 味甘、咸，性平。归肺、胃、肾经

|功效| 滋养肺胃，健脾利水

主治肺胃阴虚，干咳少痰，骨蒸潮热，口干口渴，消瘦乏力等。鸭肉具有很高的营养价值，不仅蛋白质含量高，且脂肪、糖类含量适中。有研究表明，鸭肉中的脂肪，其饱和脂肪酸、单不饱和脂肪酸、多不饱和脂肪酸的比例接近理想值，化学成分接近橄榄油，有降低胆固醇的作用，对防治心脑血管疾病有益。

**海参**　| 性味 | 味咸，性温。归心、肾经
　　　　　| 功效 | 滋肾益精、养血润燥

海参属补阴食物，《本草求原》中就说它"润五脏"。《随息居饮食谱》也认为海参"滋阴"。故凡阴虚体质者食之颇宜。

**黑米**　| 性味 | 味甘，性平。归脾、胃经
　　　　　| 功效 | 滋阴补肾、健脾益气、明目活血

黑米因外皮乌黑而得名，又称补血米、贡米、黑珍珠，对于少年白发、妇女产后虚弱、病后体虚以及贫血、肾虚等均有很好的补养作用。在五脏与五行的关系中，黑色对应的是肾脏，经常食用黑米粥，可以滋阴补肾。

**芝麻** | 性味 | 味甘，性平。归肝、肾、脾经
| 功效 | 补肝肾、益精血、润肠燥

芝麻中脂肪油含量高达60%，且主要为油酸、亚油酸、亚麻酸等不饱和脂肪酸，这些物质都具有抗衰老的特性。另外，芝麻中含有丰富的维生素E，能防止过氧化脂质对皮肤造成伤害，使皮肤白皙润泽，并能防治各种皮肤炎症。芝麻还具有养血的功效，可以治疗皮肤干枯、粗糙，能令皮肤细腻光滑、红润光泽。

**红薯** | 性味 | 味甘，性平。归脾、肾经
| 功效 | 补虚乏、益气力、健脾胃、强肾阴

红薯含有丰富的淀粉、膳食纤维、胡萝卜素、多种维生素、微量元素和亚油酸等，营养价值很高。红薯含有的营养物质可以滋阴润燥，改善胃肠蠕动，从而改善阴虚便秘的情况。

由于红薯的淀粉颗粒较大，吃多了可刺激胃酸大量分泌，使人感到"烧心"。而且胃由于受到过量胃酸的刺激而收缩加强，胃酸即可倒流进食管，发生吐酸水现象。因此，吃红薯时最好搭配一点咸菜，可有效抑制胃酸。

**银耳**

|性味|味甘、淡，性平。归肺、胃、肾经

|功效|滋阴润肺、生津止咳、补气和血、强身壮体、美容嫩肤

银耳是一种补益佳品。秋天常吃银耳，对阴虚引起的咽干口渴、大便燥结等有很好的防治作用。银耳含有多种氨基酸、维生素，经常食之，能使皮肤变得细嫩光滑，并有祛除脸部黄褐斑、雀斑的功效。

**百合**

|性味|味甘，性微寒。归心、肺经

|功效|养阴润肺、清心安神

用于阴虚久咳，痰中带血，虚烦惊悸，失眠多梦，精神恍惚等症。此外，现代研究表明，百合中的多种有效成分还具有良好的抗肿瘤效果。但由于百合偏寒性，脾胃虚寒的患者不宜多服。

**荸荠**

|性味|味甘，性寒。归肺、胃经

|功效|清热止渴、利湿化痰

荸荠口感甜脆，营养丰富，含有蛋白质、脂肪、粗纤维、胡萝卜素、维生素B、维生素C、铁、钙、磷等。荸荠中磷的含量是根茎类蔬菜中最高的，能促进牙齿和骨骼的发育，因此适于儿童食用。

**莲藕**　|性味| 味甘，性寒。归心、脾、胃经
　　　　|功效| 清热生津、凉血散瘀、止血

富含淀粉、钙、磷、铁及多种维生素，尤其是含维生素C最多。秋冬气候干燥，吃些藕能起到养阴清热、润燥止渴的作用。此外，莲藕中还含有鞣质，有一定健脾止泻作用。

**菠菜**　|性味| 味甘，性凉。归肝、胃、大肠、小肠经
　　　　|功效| 滋阴润燥、养血止血、通利肠胃

可用于津液不足之口渴欲饮、肠燥便秘、贫血及衄血、便血等出血症。菠菜富含类胡萝卜素、维生素C、维生素K、矿物质、辅酶Q10等多种营养成分。不过，菠菜中草酸含量较多，会妨碍人体对钙的吸收，食用时应该先用开水烫软再进行烹调。

**蜂蜜**　|性味| 味甘，性平。归肺、脾、大肠经
　　　　|功效| 补中缓急、润肺止咳、滑肠通便、解毒

现代常用于肺燥咳嗽、肠燥便秘、胃脘疼痛、鼻渊、口疮、汤火烫伤、解乌头毒等。《神农本草经》载："安五脏诸不足，益气补

中，止痛解毒，除众病，和百药，久服强志轻身，不饥不老。"蜂蜜是一种营养丰富的天然滋养食品。据分析，蜂蜜含有与人体血清浓度相近的多种有机酸和维生素，以及铁、钙、铜、锰、钾、磷等矿物质。

**梨**　|性味| 味甘、微酸，性凉。归肺、胃经
|功效| 生津、润燥、清热、化痰

　　适用于天气干燥或热病伤阴所致的干咳、口渴、便秘，以及内热所致的烦渴、咳喘、痰黄等。最适宜肺阴虚，或热病后阴伤者食用。梨素有"天然矿泉水"之称，是润燥解渴的佳品。《本草通玄》曾说梨"生者清六腑之热，熟者滋五脏之阴"。《重庆堂随笔》还说："温热燥病，及阴虚火炽，津液燔涸者，捣汁饮之立效。"

**甘蔗**　|性味| 味甘，性平。归肺、胃经
|功效| 生津润燥、调中和胃

　　适用于热病津伤，心烦口渴，反胃呕吐，肺燥咳嗽，大便燥结等症。甘蔗含糖量高，所含糖分是由蔗糖、果糖、葡萄糖3种成分构成的，极易被人体吸收利用。此外，甘蔗还含有多种氨基酸、有机酸等

营养成分，以及铁、钙、磷等矿物质。

**香蕉**　| 性味 | 味甘，性寒。归肺、脾经
　　　　| 功效 | 养阴润肺、清热生津、润肠通便

香蕉中含有多种营养物质，且含钠量低，不含胆固醇，食后既能供给人体各种营养素，又不会使人发胖。常食香蕉还能预防神经疲劳，润肺止咳，防止便秘，使人皮肤柔嫩、眼睛明亮、精力充沛等。

**桑椹**　| 性味 | 味甘，性寒。归肝、肾经
　　　　| 功效 | 滋阴补血

桑椹最善补肝肾之阴。《本草述》认为，桑椹益阴气，益阴血。《本草经疏》亦称桑椹"为凉血补血益阴之药"，还说"消渴由于内热，津液不足，生津故止渴，五脏皆属阴，益阴故利五脏"。桑椹汁浓似蜜，甜酸清香，营养丰富，所以桑椹又被称为"民间圣果"。它含有丰富的维生素、氨基酸、胡萝卜素、矿物质、糖类、游离酸等成分。肝肾阴虚体质出现消渴、目暗、耳鸣者，食之最宜。

| 枸杞子 | |性味| 味甘，性平。归肝、肾经 |
| | |功效| 滋补肝肾、益精明目 |

　　用于虚劳精亏，肝肾阴虚所致的腰膝酸痛，眩晕耳鸣等症。枸杞子含有丰富的胡萝卜素、维生素A等眼睛保健的必需营养成分，故擅长明目。枸杞多糖是枸杞中最重要的成分之一，具有抗氧化、防衰老、促进和调节免疫功能、抗癌、降血糖和血脂以及保肝等作用。

# 阴虚体质调理食谱

## 荔荷蒸鸭

**原料** 肥鸭1只，猪瘦肉60克，熟火腿15克，鲜荔枝150克，鲜荷花1朵，料酒、姜片、葱白、食盐、味精各适量。

**做法** 将鸭宰杀，从背部切开，去掉嘴、尾臊，清水漂洗干净，放入沸水中汆一下取出。火腿切粒，猪肉切块。荔枝去壳与核，切成两半。荷花瓣摘下，放入沸水中焯一下。将鸭、猪肉、火腿放在钵内，加入适量料酒、姜片、葱白、食盐和开水。用中火隔水蒸炖2小时左右，拣去姜、葱，撇去浮沫，投入荔枝和荷花瓣，再蒸15分钟左右，加味精调味。佐餐食用。

 **功效** 治疗气血不足所致的身倦乏力，面色少华和暑伤气阴所致的疲乏无力，食欲不振等。

## 清蒸鲈鱼

**原料**　鲈鱼600克，蛤仔、猪肉、火腿、大白菜各适量。

**做法**　鲈鱼去鳞，剖净，用刀划双面各2刀。大白菜洗净对切，猪肉、火腿均切片，蛤仔洗净备用。大白菜摆放碗内，再放入鲈鱼，然后将蛤仔排放碗边，猪肉及火腿摆在鱼背上。撒上盐、味精及适量清水于碗内。将鲈鱼放锅中，隔水蒸30分钟即可。

**功效**　滋阴补肾。

## 荸荠炒腰花

**原料**　猪腰子350克，荸荠70克，大葱10克，大蒜10克，酱油10克，白砂糖5克，白醋10克，淀粉5克，胡椒粉2克，香油5克，花椒2克，花生油40克。

**做法**　猪腰子洗净除去膜，平刀对半切开，除去中间的筋，然后浸泡在清水里，加几粒花椒，泡3～4小时，除去臊味。将泡好的腰子，在光面剖上十字花刀，再横切成宽2.5厘米的腰花块；荸荠切片；葱切段、蒜瓣切米；酱油、白糖、蒜米、葱、胡椒、香油、白醋、湿淀粉，调成卤汁待用。锅置旺火上，热锅倒入食油，待八成热时，倒入切好的腰花，爆油后倒入漏勺中沥干油。锅留余油，回置旺火上，投入调好的卤汁，顺同一方向搅动一下，立即倒入腰花，翻锅后淋上明油装盘即可。

**功效**　滋阴补肾。

### 补益海参汤

原料　海参30克，小茴香5克，盐适量。

做法　将海参在温水中泡涨、发软后，捞出用开水烫1次，放入锅内，加清汤适量，下小茴香，用文火煨炖至烂熟，加盐调味即可。

**功效**　滋补肾阴，养血润燥。适宜于阴虚体质偏于肾阴虚者。

### 鸭粥

原料　雄青头鸭100克，粳米100克，葱白、食盐各适量。

做法　将鸭肉洗净后，取鸭肉切细煮烂备用。粳米淘净，放在锅内，投入鸭肉、葱白和食盐，加清水适量，先用武火煮沸，再用文火煎熬20～30分钟，以米熟为度。

**功效**　补肺养阴。

## 家常保健药膳推荐

### 蜂蜜蒸百合

原料　百合120克，蜂蜜30克。

做法　将百合、蜂蜜搅拌均匀，蒸至其熟软。时含数片，咽津，嚼食。

> **功效** 补肺、润燥、清热，适用于肺热烦闷或燥热咳嗽、咽喉干痛等症。

## 七味鸭

**原料** 老鸭1只，川贝母30克，茯神30克，生地黄30克，当归30克，熟地黄30克，白术30克，地骨皮50克，陈甜酒50克，味精、酱油各适量。

**做法** 将老鸭去毛，洗净，去肚杂，不可再见水。然后将药料用陈甜酒、酱油拌匀后，装进鸭肚内，用线缝紧，以瓦盆盛之，不可放水入内。将盛老鸭的盆盖盖严，外用湿绵纸将盆封固，用稻草辫扎紧，上笼屉蒸至烂熟，吃鸭肉。

> **功效** 益阴润肺。

## 沙参老鸭汤

**原料** 老鸭1只，沙参50克。

**做法** 老鸭剁块，飞水，油锅爆炒，加入料酒，炒出香味，将浸泡好的沙参入净布包起，与老鸭一同小火微煲，直至酥软，依据个人喜好加入调料即可。

> **功效** 益气养阴清热。

## 莲子百合煲猪瘦肉汤

原料　莲子30克，百合（干品）30克，鲜猪瘦肉100克，食盐适量。

做法　先将莲子浸泡，去除外皮与莲子心。百合浸20分钟，以减少用作漂白的硫黄含量并减少酸味。鲜猪瘦肉洗净切片。然后将以上三物共放入砂锅内，加水适量，用中火煲30分钟，调味食用。

**功效**　清心润肺，益气安神。适于阴虚体质偏于肺阴虚者。

## 沙参知母粥

原料　沙参、干山药、莲子、薏苡仁、白茅根各20克，知母10克，粳米50克。

做法　粳米洗净放入砂锅，再将干山药切成小片，与知母、白茅根、沙参一起入净布包起，放入砂锅，再加入水，如常法煮粥，粥成后可放适量糖调味。

**功效**　益气养阴，清热利湿。

## 百精山药粥

原料　粳米100克，山药30克，黄精15克，百合10克。

做法　将山药、黄精、百合同粳米放入锅中同煮，烧开后，小火慢煮，约40分钟后即可食用。

**功效**　滋阴益气。

## 枣仁桂圆粥

**原料**　粳米100克，桂圆肉15克，酸枣仁10克。

**做法**　将酸枣仁、桂圆肉同粳米放入锅中同煮，烧开后，小火慢煮，约40分钟后即可食用。

**功效**　滋补心阴，安神助眠。

## 山药桑椹粥

**原料**　粳米100克，枸杞子15克，桑椹15克，山药20克。

**做法**　将枸杞子、桑椹、山药同粳米放入锅中同煮，烧开后，小火慢煮，约40分钟后即可食用。

**功效**　滋补肾阴。

## 山药百合羹

**原料**　山药粉20克，百合粉10克，芝麻粉10克，核桃粉10克，蜂蜜适量。

**做法**　在锅中加入适量水，待水烧至温热时，加入山药粉、百合粉，搅拌均匀，待汤熬至黏稠状时，加入芝麻粉、核桃粉，搅拌均匀，5分钟后关火，临用时加入蜂蜜适量即可。

**功效**　滋阴健脾。

# 调理体质常用的药茶

## 玉竹茶

原料　玉竹15克，白薇10克，桔梗10克，生甘草5克。

做法　以上四味入水同煮，代茶饮。

**功效**　滋阴益营。

## 洋参茶

原料　西洋参10克，桔梗10克，甘草5克。

做法　以上三味入开水冲泡，代茶饮。

**功效**　养阴解暑，化痰利咽。适用于出汗较多，有口渴多饮、倦怠乏力、心烦等气阴不足表现的人；慢性咽喉炎属于气阴不足者。

## 枸杞菊花茶

原料　枸杞子10克，菊花10克。

做法　以上两味入开水冲泡，代茶饮。

**功效**　养阴清肝明目。适用于大多数人，尤其是长期从事脑力劳动、长期面对电脑办公及睡眠不佳的人群。

## 枸杞生地茶

原料　枸杞子5克，生地黄3克，绿茶3克，冰糖10克。

做法　以上四味入开水冲泡，代茶饮。

**功效**　滋补肝肾，养阴清热。

## 桑椹白芍茶

原料　桑椹30克，白芍3克，绿茶3克。

做法　桑椹、白芍煎煮40分钟，弃渣留液，用煎煮液泡茶饮用。

**功效**　养阴柔肝，生津润燥。

## 白芍白薇茶

原料　白芍5克，白薇3克，绿茶3克。

做法　以上三味入开水冲泡，代茶饮。

**功效**　养阴血，清肝热。

## 麦冬养阴茶

原料　麦冬、党参、北沙参、玉竹、天花粉各9克。

做法　上药共研成粗末，开水冲泡代茶饮，每服1剂，每日1次。

**功效**　养阴清热。

## 养阴清火茶

原料　麦冬5克，栀子花3克，枸杞子3克。

做法　以上三味入开水冲泡，代茶饮。

功效　滋阴清火。适用于阴虚火旺，经常上火，脾气急躁易怒，睡眠不安者。

## 益气养阴茶

原料　党参、黄芪、麦冬、五味子各20克。

做法　以上四味入水同煮，代茶饮。

功效　益气养阴。

## 益气养阴安神茶

原料　人参花2克，百合花2克，虫草花3克。

做法　以上三味入开水冲泡，代茶饮。

功效　益气养阴，安神。适用于气阴不足，失眠、乏力、健忘。

# 调理体质常用的药酒

## 地黄仙酒

原料　鲜地黄500克，糯米1500克，酒曲适量。

做法　将地黄捣取汁，与糯米混合，上笼蒸熟，加酒曲拌匀，装入坛中，密封坛口，置温暖处发酵，春夏21日，秋冬25日。启封后，以纱布绞榨酒液，装瓶备用。每日3次，每次30毫升，或随量饮用。

**功效**　滋肾养阴，填精补髓。

## 春寿酒

原料　生地黄、熟地黄各30克，山药30克，天冬30克，麦冬30克，莲子肉30克，红枣30克，白酒2000毫升。

做法　将红枣去核切碎，与其余药共捣为粗末，用白纱布袋盛之，置于净坛中，加入白酒后将坛加盖，置文火煮数百沸，离火待冷后密封，5日后开封，去掉药袋过滤后即可饮用。每日3次，每次10～30毫升，空腹温饮，或随量饮用。

**功效**　补肾，养阴，健脾。适用于腰酸腿软，神疲乏力，食欲不振，须发早白者。

## 天门冬酒

原料 天冬40克，高粱酒500毫升。

做法 将天冬用竹刀剖去心，加水入砂锅煎煮，煮约40分钟后，去渣取液，兑入高粱酒中，装瓶密封待用。每次10～30毫升，每日1次。

**功效** 润肺滋肾。

## 阴虚体质常见病对症食疗方

阴虚易生内热，因此阴虚体质者易出现"上火"症状。此外，阴虚体质的人因津液不足，容易导致大便硬结，从而造成便秘。阴虚体质的人还易感到燥、热、烦，进而导致失眠。平时可通过对症食疗，在医生指导下进行体质调理。

### 上火

现代人大多工作繁忙、压力大，再加上睡眠不足、缺乏运动，就很容易"动火气"。如果本身是阴虚体质，此时就更容易出现口燥咽干、五心烦热、躁动不安、盗汗等。治疗时应以滋阴降火为原则。

## 生地黄粥

原料　生地黄汁150毫升（或干地黄煎浓汁150毫升），大米100克。

做法　大米煮粥，粥熟加入地黄汁，搅匀食用。

**功效**　养阴清热。

## 天门冬粥

原料　天冬60克，大米100克。

做法　天冬煎浓汁去渣，加入大米煮粥食用。

**功效**　养肺肾之阴，善治肺肾虚热。

## 百合粥

原料　鲜百合50克，大米100克，冰糖适量。

做法　先将大米煮粥，将熟时放入百合，煮熟，冰糖调味后食用。
　　　如无鲜百合，可用干百合30克，与米同煮粥亦可。

**功效**　润肺止咳，宁心安神。主治肺燥咳嗽，痰中带血，热病后期余热未清以及妇女更年期综合征等。

### 失眠

　　时下很多年轻人都经常熬夜，不管是因为晚上要加班，还是只为了玩乐，晚上两三点才睡是很正常的事。平常偶尔熬夜一两次还好，如果经常熬夜就很容易造成阴虚火旺。除有上床后难以入睡、早醒或中间间断多醒，或多梦、噩梦、似睡非睡，或通宵难眠等主要症状表现外，往往还同时兼有心烦、心悸、手足心发热、盗汗、口渴、咽干、口舌糜烂、舌质红、少苔、脉象细数等。阴虚火旺型失眠累及的脏腑主要是心和肾。中医认为，心属火，肾属水，水能制火，在生理情况下，肾水上济心火，使心火不至于偏亢而扰乱心神。经常熬夜、房事太过、老年肾气渐衰等，导致肾水不足以制火，心火就会亢盛起来，扰乱心神，肾阴虚而心火旺，阴阳不相和谐，因而发生失眠。可见，此型失眠，总的病理机制是阴不足而阳有余，治疗应以养阴安神为主。

## 柏子仁粥

原料 柏子仁10~15克，蜂蜜适量，粳米50~100克。

做法 将柏子仁、粳米煮粥，待食时加入蜂蜜。

**功效** 养心安神、润肠通便。

## 枣仁地黄粥

原料 酸枣仁20克，生地黄15克，粳米100克。

做法 大米煮粥，粥熟加入地黄、枣仁汁，搅匀食用。

**功效** 滋阴安神。

### 便秘

阴虚体质者或因先天禀赋，或由后天失养，导致津亏血少，津亏则大肠干涩，血虚则大肠不润，肠道失润，大便干结，便下困难，而成便秘。

## 杏仁芝麻糖

原料　甜杏仁60克，黑芝麻500克，白糖250克，蜂蜜250克。

做法　甜杏仁打碎成泥，黑芝麻淘洗干净，白糖、蜂蜜熬化，加入黑芝麻、甜杏仁搅匀，冷却即可。

**功效**　养阴润燥，润肠通便。

## 杏仁当归炖猪肺

原料　杏仁15克，当归15克，猪肺250克。

做法　将猪肺洗净切片，在沸水中焯后捞起，与杏仁、当归一起炖熟即可。

**功效**　润肺，润肠通便。

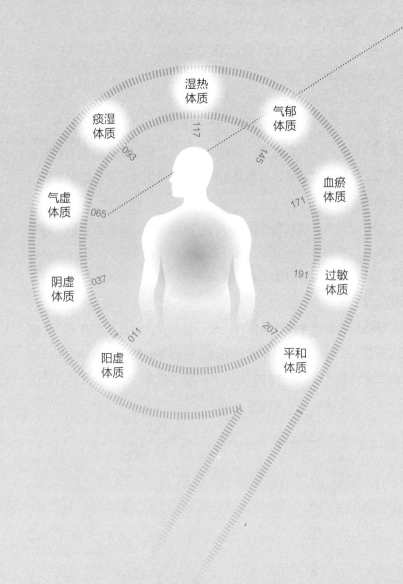

# 第四章

# 反复感冒的气虚体质

湿热
体质

气郁
体质

痰湿
体质

117

145

气虚
体质

血瘀
体质

093

171

065

阴虚
体质

过敏
体质

037

191

011

207

阳虚
体质

平和
体质

# 形成气虚体质的原因

气虚体质形成的原因有先天和后天两大部分，其中后天因素占很大比例，如大病久病之后，元气大伤，使人体之气衰惫，机体就此进入气虚状态。

> 还有一种会形成气虚体质的原因，就是节食

生命是在不断运动中的，适当的劳动可以促进气血流通，增强体质，对人体是有益的。但是形、神的过劳，会耗气、伤气，所以工作过程中长期过度用脑、重体力劳动者，或职业运动员，长年累月下来，就很容易形成气虚体质。

还有一种会形成气虚体质的原因，就是节食。现在的女孩子越来越爱美，以苗条为第一要务，往往都会选择节食来减肥，而饮食是后天之气的重要来源，过度节食，营养缺乏，就会导致气血生化无源，形成气虚、血虚。

乱服药物也可导致气虚体质形成。有些人认为自己有内火，常擅自服药祛火。殊不知这样很容易伤到元气而导致气虚。中医认为，经常服用清热解毒败火的中药，或是长期服用西药抗生素、消炎镇痛药等，也会促生或加重气虚体质。

# 气虚体质的易感病

气虚体质者也有其特有的易感疾病，下面我们就来介绍其中常见的几种。

## 1 肥胖

和阳虚肥胖的原因相近，但气虚的人发胖多数是痰湿重，脾气虚导致脾失健运，津液无法输布全身，淤积体内，形成痰湿。所以气虚的人发胖多数呈现为既胖又无力，看着块很大但不顶用，精力不济。

## 2 脏器下垂

中医讲气在人体有一个很重要的作用就是提升、托举，正是由于这个作用，我们的脏腑才能在体内维持其位置的恒定。而气虚者，气不足，则不能升提，所以会出现内脏下垂，比如肾下垂、胃下垂、子宫脱垂和脱肛。凡是有这种病的人，他在病前的体质基本上是以气虚为主。

## 3 感冒

人体的肌肤表层中分布着一层卫气，卫是护卫、守卫的意思，它就相当于人体的卫兵，能抵挡外界邪气的入侵，保卫人体的安全。这层卫气是由肺输布而成。肺气虚弱，卫气不固，人体抵御外邪的能力减弱，则易发生感冒。

## 4 自汗

所谓自汗就是不活动也出汗。气在人体还有一个很重要的作用，就是固摄，即"把门"，控制"进出"，尤其是"出"——分泌排泄。我们知道人体所有的排泄一定要适度。汗是人体津液之一，汗出太多，气随津脱，就会乏力，气脱则固摄作用更减。

## 5 便秘

气虚则肠道蠕动无力，很容易引起便秘。大家千万不要大便一不通，就去吃牛黄解毒丸等通便的药。大便不畅通，要先想想是否是饮食结构不合理，水果吃得少，膳食纤维摄入不足；或者缺乏活动；或者精神太紧张，熬夜了等等，找到原因改善一下，不用吃药大便也会畅通的。

# 调养原则
## ——健脾避风，补养正气

面对气虚，我们要采取智慧的态度去应对它，既然是气虚，我们首先要考虑的是补养正气。因肺主一身之气，肾藏元气，脾胃为"气血生化之源"，故脾、胃、肺、肾皆当重点调理，其中尤其关键的是脾胃。气血是生命活动的物质基础，人的精气血、津液均来源于脾胃的生化。饮食合理则不病或病轻，反之则多病或病重。因此，"养生之要当以食为本"。气虚体质者，可选用一些补气药膳进行补养。其次，要重点补脾健脾。这并不一定要通过服药，关键是注意不要伤脾。过度思虑伤脾，过度的体力活动伤脾，心情抑郁伤脾（因为生气伤肝，肝属木，脾属土，在五行里木克土，所以肝气不疏往往导致脾虚，这在中医里叫肝木克脾土）；脾虚又会影响到肺，因为肺属金，脾属土，土能生金，若脾气虚了，势必会影响肺气，肺气虚，抵抗能力就弱，容易得病，所以说一定要保养好脾胃。

# 调养方案

气虚体质的养生要注意什么，还是从饮食、生活、运动等方面做起吧。

## ① 日常饮食

平时应该多吃一些性质温和的、具有补益作用的食物，如小米、糯米、莜麦、白扁豆、山药、红枣、龙眼肉等。需要注意的是，气虚体质人群的补益是缓缓而补，切忌峻补。因为气虚体质者往往脾胃偏虚，如果补益太过、太猛，反而会使脾胃积滞，达不到补益的目的。

## ② 生活起居

气虚体质者最怕季节转换、气温的骤升骤降，由于正气不足，脏腑功能低下，对环境的适应能力差，导致气虚体质的人往往在这个时候生病。一年春夏秋冬四季，并不是泾渭分明的，而是一个渐变的过程，那么渐变的节点是什么呢？就是二十四节气。所以气虚的人在一些气候变化的节点，比方说冬季的时候，大寒和冬至这两个节气，应该是气虚和阳虚的人比较难过的时候；另外一个，在夏季，夏至和大暑三伏天的时候，气虚的人往往是受不了的。所以说季节的转换，气温的变化和环境的变化对气虚的人来说是一个挑战，当有这些变化的时候，预防性的措施就要特别地注意，如衣物的增减、空气的流通等。

## ③ 运动方面

长时间坐在电脑前工作的人，应该多运动。平时可练习瑜伽、太极拳、保健气功等舒缓运动。注意避免过度劳累。

也可采用经络疗法，如按摩或艾灸关元、气海、足三里、脾俞等穴位，可以起到很好的补气作用。

## 四季顺时养生要点

气虚体质之人，腠理不密，对环境适应能力较弱，容易因季节交替、早晚温差过大感受风寒而致病，患病之后又不易痊愈，以致反复生病，迁延不断。因此春秋两季应适时增减衣被，注意保暖，防止感冒或变生他病。

春季多风，风性开泄，气虚体质者应当做好"春捂"工作，不要暴减衣被，防止汗出当风。春季万物生发，容易患病毒性感冒、风疹等流行性疾病，因此应当做好防护工作，如及时注射疫苗、生病后及时就医等，防止病情加重难愈。

盛夏时节天气炎热，气虚则肌表不固，大汗大渴之下容易伤津耗气，严重时可产生心慌、头晕、中暑，甚则脱水、休克等严重情形。因此，夏季应当避暑，防止阳光暴晒，出汗后应当及时补充水和盐分，以防虚脱。另外，也不能过于贪凉，空调太凉反而易受风寒。

夏秋之交湿气较大，此时脾胃最易受邪，应注意饮食卫生，陈腐变质的食物不要食用，过夜或从冰箱中取出的食物应当加热后食用。另外，饮食过量、过食生冷油腻也会损伤脾胃之气。这个时节尤其应当防范痢疾、肠炎的发生，久泻、久痢均可损伤一身之气。夏秋之际应当开始户外运动，并坚持至入秋，为过冬打下良好的身体基础。

秋季干燥，容易伤肺气，气虚体质者应当注意保肺，多吃一些水

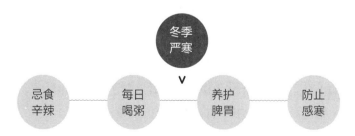

果蔬菜，防止感冒。如果出现气短、燥咳、痰中带血的症状应当及时就医。坚持户外锻炼，适当出出汗，保持乐观情绪。随着白天时间逐渐缩短，应提前入睡，避免熬夜。

冬季严寒，万物闭藏，忌食辛辣发散的食物，提倡每日喝粥，以养护脾胃。当减少汗出及户外运动，防止感寒。气虚体质者多有困倦、疲乏、嗜睡情况出现，可适当延长睡眠时间，饭后应稍做家务劳动，忌饭后即睡。慎房事，勿竭肾精，宜固护闭藏。

## 不可不吃的益气之品

**黄豆**

| 性味 | 味甘，性平。归脾、大肠经
| 功效 | 健脾益气、润燥消水、解毒

主治脾虚湿盛，食少，大便不调，消瘦，面色萎黄，肢体水肿，小便不利等。黄豆富含蛋白质，尤其富含赖氨酸，脂肪、胆固醇含量少，有丰富的不饱和脂肪酸，还含有多种矿物质。另外，黄豆还有降低胆固醇的作用。需要注意的是，消化功能不良、有慢性消化道疾病的患者慎食；患有严重肝病、肾病、痛风、消化性溃疡、低碘者忌食。

**白扁豆**　　|性味| 味甘，性微温。归脾、胃经

|功效| 健脾化湿，和中消暑

用于脾胃虚弱，食欲不振，大便溏泻，白带过多，暑湿吐泻，胸闷腹胀等。白扁豆的营养成分非常丰富，含蛋白质、脂肪、粗纤维、钙、磷、铁、锌、维生素A、维生素B族、维生素C等。一般人群均可食用。

**香菇**　　|性味| 味甘，性平。归肝、胃经

|功效| 扶正补虚、健脾开胃、祛风透疹、化痰理气、解毒、抗癌

《本草求真》云："（香蕈）性极滞濡，中虚服之有益。"由于营养丰富，香气沁脾，味道鲜美，素有"菇中之王""蘑菇皇后"的美称。香菇含丰富的维生素D原，还含有多达18种氨基酸，且人体必需的8种氨基酸，香菇都含有。

**大枣**　　|性味| 味甘，性温。归脾、胃经

|功效| 益气补血

常用于治疗脾胃虚弱，气血不足，心悸失眠等，尤其适合气虚患

者。《别录》说它"补中益气，强力"。唐代食医孟诜亦云："（大枣）补不足气，煮食补肠胃，肥中益气第一。"所以，气虚者宜用大枣煨烂服食为佳。大枣有着丰富的药用价值，药理研究发现，大枣能提高人体免疫力，并可抑制癌细胞；大枣还有解毒保肝的作用；大枣中富含钙和铁，它们对防治骨质疏松和贫血有重要作用。中老年人经常会有骨质疏松，正在生长发育高峰期的青少年和女性容易发生贫血，大枣对他们会有十分理想的食疗作用，其效果通常是药物不能比拟的。大枣对病后体虚的人也有良好的滋补作用。

**粳米**　|性味| 味甘，性平。归脾、胃经
　　　　|功效| 补气健脾，除烦渴，止泻痢

　　早在《别录》中即有粳米"主益气"的记载，唐代食医孟诜亦云："粳米温中，益气。"清·王孟英还把粳米粥誉为贫人之参汤，他说："贫人患虚症，以浓米饮代参汤。"用粳米煮米粥时，浮在锅面上的浓稠液体（俗称米汤、粥油），具有补虚的功效，对于病后、产后体弱的人有很好的补养作用。

**鲢鱼**　|性味| 味甘，性温。归脾、胃经
　　　　|功效| 健脾补气、温中暖胃

明·李时珍在《本草纲目》中说鲢鱼"温中益气"。清代食医王

孟英也认为鲢鱼"暖胃，补气，泽肤"。故气虚者宜食。鲢鱼鳃下边的肉呈透明的胶状，里面富含胶原蛋白，能够对抗皮肤老化。鲢鱼的蛋白质含量很高，而脂肪含量很少，且富含不饱和脂肪酸，有促进智力发育、降低胆固醇和预防心脑血管疾病等作用。

## 山药

| 性味 | 味甘，性平。归脾、肺、肾经
| 功效 | 补脾养胃，生津益肺，补肾涩精

用于脾虚食少，久泻不止，肺虚喘咳，肾虚遗精，带下，尿频，虚热消渴等。近些年来的研究表明，山药具有增强人体免疫功能的作用，还能够降血糖、调节胃肠功能、抗氧化、保肝、抗肿瘤等。因此，常食之可健身强体、延缓衰老，是人们所喜爱的保健佳品。山药能够补益肺脾肾之气，而且性味非常平和，特别适合气虚者食用，人称"神仙之食"。但须注意，湿盛中满或有实邪、积滞者慎服。

## 葡萄

| 性味 | 味甘、酸，性平。归肺、脾、肾经
| 功效 | 补气血，强筋骨，利小便

是一种补气血果品，《本经》说它"益气倍力"；《滇南本草》认为葡萄"大补气血"；《随息居饮食谱》亦记载："补气，滋肾液，益肝阴，强筋骨。"所以，凡气血虚弱者，皆宜食之。

**花生**

| 性味 | 味甘，性平。归脾、肺经

| 功效 | 健脾养胃、润肺化痰

主脾虚不运，反胃不舒，乳妇奶少，脚气，肺燥咳嗽，大便燥结等。花生油中含大量的亚油酸，这种物质可使血液中胆固醇的浓度降低，避免胆固醇在体内沉积，有助于防治冠心病和动脉硬化。

**人参**

| 性味 | 味甘、微苦，性温。归脾、肺经

| 功效 | 大补元气、复脉固脱、补脾益肺、生津止渴、安神益智

为中医最常用的补气中药之一。《药性论》中说它"主五脏气不足"。《医学启源》还认为，人参"治脾胃阳气不足及肺气促，短气、少气，补中缓中，泻肺脾胃中火邪"。人参还含多种皂苷和多糖类成分，具有很好的美容功效。

**黄芪**

| 性味 | 味甘，性温。归肺、脾经

| 功效 | 补气升阳，益卫固表，托毒生肌，利水退肿

是中医极为常用的补气中药，也是民间常用的补气食品。不少医书都称黄芪"补一身之气"。《本草求真》认为，黄芪为"补气诸药之最"。现代研究表明，黄芪能增强机体免疫力，保护肾功能，增强心肌收缩力，利尿降压，调节血糖含量等。

## 气虚体质调理食谱

### 山药莲子炖猪肚

原料　山药600克，猪肚1/2个，莲子（去心）75克，香菇、枸杞子、料酒、盐、胡椒粉、高汤各适量。

做法　猪肚洗净，用沸水焯一下。锅内倒入适量清水，放入猪肚、料酒、盐、胡椒粉，大火煮沸后转小火煮40分钟，使其熟软，捞出后浸泡凉水再切条。香菇泡软、去蒂，对切两半，同山药、莲子、枸杞子一起放入高汤内，连同猪肚条煮20分钟即可。

**功效**　补气健脾。

### 土鸡炖山药

原料　鲜山药2000克，鲜鸡块1000克，葱、姜、芝麻油、食盐、胡椒粉各适量。

做法　将山药去皮洗净切成段，葱切段，姜切片；用高压锅将鸡块压到三成熟后，倒入山药段，并加入葱、姜、芝麻油、食盐、胡椒粉，再用微火煮20分钟即可。

**功效** 土鸡本身是很好的滋补食材，和山药同食，能互相辅助，既鲜美，又有很好的补气功效。

## 龙眼枣泥

原料　龙眼肉300克，蜂蜜、红枣各250克，谷芽、麦芽各50克，姜汁少量。

做法　将谷芽、麦芽洗净，烘干研成粉备用。将龙眼肉、红枣洗净去核，放入锅内加水煮至六成熟，然后将姜汁和蜂蜜、谷芽、麦芽粉倒入，搅匀，小火略煮片刻，捣烂成泥。每日服用15克。

**功效** 健脾益胃，补气培元。

## 红薯糯米饼

原料　甘薯200克，糯米粉200克，干枣150克，茼蒿100克，豆沙馅250克。

做法　将枣洗净去核，切丝；茼蒿洗净取小叶备用；红薯洗净去皮，切小块，上锅蒸熟，取出捣成泥；薯泥放入适量糯米粉，搅拌均匀和成面团；将和好的面团分成若干个小面团，取一个面团做成小饼状，然后放入适量豆沙馅，包起成一个红薯糯米球，再将它按扁，做成饼状；将事先准备好的红枣丝和蔬菜叶镶到小饼上作为装饰；一次做好所有的小饼，下锅煎至两面金黄即可。

**功效** 健脾开胃。

## 大枣粥

**原料** 糯米250克，红枣10枚，红糖适量。

**做法** 将糯米和红枣淘洗干净，用水浸泡30分钟。锅中放入足够多的水，烧开，将泡好的糯米滤去水，倒入开水中。放入红枣。用勺子搅动，使米粒不会粘在锅底。烧滚后转小火，加盖留小缝，熬30分钟，注意观察，不要让粥溢出来。开盖，用勺子搅动，再熬10分钟左右即可。盛出，加适量红糖，搅匀趁热食用。

**功效** 养胃补虚，治脾胃气虚所致的胃脘隐痛，喜温喜按者。

## 八宝粥

**原料** 大米（紫米）50克，桂圆5颗，红枣7颗，红豆20克，黑豆20克，红衣花生10克，薏苡仁10克，莲子10克，芡实或茯苓10克，核桃10克，红糖适量。

**做法** 将除红枣、桂圆、核桃外的食材全部分类泡水3小时以上。将大砂锅中放入一半的水，加入红豆、黑豆、芡实（或茯苓）煮开。半小时后倒入大米（紫米），连同泡好的水一同倒入。大火煮开转小火焖煮一小时后，倒入莲子、花生、红枣继续同煮。煮到粥非常黏稠后，加入核桃，再继续小火熬至软烂，最后加红糖调味即可。

**功效** 补气健脾。

## 家常保健药膳推荐

### 黄芪蒸鸡

原料　母鸡约800克，黄芪30克，姜2片，料酒、盐、味精、八角、香叶各适量。

做法　把鸡洗干净后切块装盘，加入黄芪和调料，放进锅里蒸。蒸15分钟后转为小火再蒸10分钟即可。

**功效**　补益气血，健脾养胃，增强体质。

### 山药鸭

原料　鸭1只，人参10克，怀山药10克，盐、味精、八角、香叶各适量。

做法　将人参放入鸭腹内煮熟后，加入调料，再加入怀山药煮15分钟即可，分2~4次食用。

**功效**　健脾开胃，适用于脾胃虚弱，食欲不振，营养不良，体虚消瘦等。

### 参芪姜母鸭

原料　母鸭1只，党参、生黄芪各30克，白术、生姜、葱各15克，红枣10颗。

**做法**　将母鸭洗净，除去肥油，置于沸水中过水去油2分钟，捞起备用。将黄芪、党参、白术洗净，装入纱布口袋封口。红枣、姜、葱等洗净塞入鸭腹。将砂锅置于火上，加1000毫升水煮沸，加入纱布包、母鸭，煮沸后改用小火慢炖2小时即可。

**功效**　益气补肺。

## 党参乌鸡汤

**原料**　党参10克，母乌鸡半只，山药10克，沙参10克，香菇3枚，大枣2枚，生姜、盐、味精各少许。

**做法**　乌鸡先在沸水中焯去血沫，与上述原料文火炖2小时，出锅前加入盐、味精即可。

**功效**　补气固表，补中和胃，对于气虚自汗者有一定的敛汗作用，尤其适合产后虚胖多汗的妇女以及体弱的老人。

## 山药鲫鱼汤

**原料**　鲫鱼500克，山药50克，花生油、料酒、大葱、精盐各适量。

**做法**　鲫鱼去鳞、鳃、内脏，洗净，加少许精盐稍腌一会儿。把山药去皮，洗净，切成片。将锅置于旺火上，倒入花生油烧热，放入鲫鱼两面煎一下。烹入料酒，加鲜汤、山药煮熟，撒上精盐、葱花，淋香油即可。

**功效**　益气健脾。

## 人参粥

**原料** 粳米250克，人参10克，冰糖适量。

**做法** 将粳米淘洗干净；人参研成粉或切片。粳米与人参粉（或片）一同放入砂锅内，加水适量。将锅置武火上烧开，再用文火煎熬至熟。将冰糖放入锅中，加水适量，熬汁。将冰糖汁徐徐加入熟粥中，搅拌均匀即成。

**功效** 益元气，补五脏。适用于老年体弱、五脏虚衰、劳伤亏损、食欲不振、心慌气短、失眠健忘、性功能减退等气血津液不足的病症。

## 参苓粥

**原料** 人参、白茯苓各10克，粳米100克，生姜、盐、葱丝、笋片、味精、鸡汤、料酒各适量。

**做法** 将人参、白茯苓、生姜水煎，去渣取汁。将粳米下入药汁内煮作粥，放入葱丝、笋片、鸡汤、料酒，将熟时加入少许盐、味精调味即可。

**功效** 益气健脾。

## 参芪粥

**原料** 党参30克（或人参10克），黄芪30克，生姜3片，大枣10枚，粳米100克。

做法　将粳米淘洗干净；党参、黄芪研成粉。粳米与党参、黄芪粉一同放入砂锅内，加水适量。将锅置武火上烧开，加生姜、大枣，转文火煎熬，搅拌均匀至熟，即成。

**功效**　补气健脾。适用于气虚体弱、倦怠无力、食欲不振等症。

## 山药粥

原料　山药30克，粳米180克。

做法　将山药和粳米一起入锅加清水适量煮粥，煮熟即成。

**功效**　补中益气、益肺固精、强身健体。

# 调理体质常用的药茶

## 红薯糖水

原料　红薯400克，梨1个，红枣8枚，枸杞子10克，冰糖25克。

做法　先把红薯皮去净，然后切成小方丁，为了防止红薯丁变色，可以用淡盐水稍泡一下。梨切丁，红枣和枸杞子洗净。水开后即可将红薯丁、梨丁、红枣、枸杞子放入一起煮，并根据个人口味放入冰糖。转小火慢熬，再开锅时撇掉上边的浮沫，之后盖上盖慢慢煮20～30分钟即可。

**功效**　补中益气，清肺化痰，安神。

## 益气活血茶

原料　生黄芪10克，桔梗8克，知母8克，山茱萸10克，当归10克。

做法　以上五味粉碎成粉，分成5份，布包。每次开水沏泡一份当茶
　　　饮即可。

**功效**　补中益气，活血化瘀。适于气虚兼血瘀者。

## 玉屏风茶

原料　防风5克，黄芪5克，白术3克，绿茶3克。

做法　将上述前3味加300毫升水煮至水沸后泡茶，冲饮至味淡。

**功效**　益气固表。

## 黄芪糯米茶

原料　黄芪10克，糯米100克，黑芝麻50克，红糖适量。

做法　把糯米、黑芝麻分别去杂洗净沥干水分，同放锅内炒香，磨
　　　成细粉备用。将黄芪去杂洗净，加水适量，煎煮20分钟过滤
　　　取汁，加入适量的糯米、黑芝麻及红糖拌匀即可。

**功效**　益气补血。

## 黄芪红枣茶

原料　黄芪5克，红枣2枚。

做法　将黄芪和红枣洗干净之后放入杯中，开水冲泡，当茶饮。

**功效**　益气养血。

## 党参益智仁茶

原料　党参20克，益智仁6克，冰糖适量。

做法　把党参、益智仁分别去杂洗净，一起放入锅中，加适量的水，旺火烧开，文火煎煮20分钟，过滤取汁，加入冰糖溶化即可。

**功效**　补气固精。

## 升压茶

原料　太子参9克，肉桂、炙甘草各3克。

做法　将太子参、炙甘草切成薄片，肉桂为末，共入一带盖的茶杯中，然后冲入沸水，加盖焖10分钟即成。频频饮服，每日1剂，饮完再冲入沸水泡服至无味为止。最后太子参可嚼服。

**功效**　温阳益气，升血压。适用于低血压头晕及虚寒性胃痛、腹痛等。

## 红景天茶

原料　红景天3克。

做法　红景天，研粗末。分两次放入茶杯，冲入沸水，加盖5～10分钟即可饮用。

**功效**　补气清肺。适用于预防高原反应，也适于体质虚弱、肺热咳嗽的人群饮用。

## 景天三七茶

原料　红景天3克，三七3克，绿茶2克。

做法　红景天、三七研粗末，与绿茶一同放入盖碗，冲入沸水，加
　　　盖5分钟即可饮用。

**功效**　补益气血，活血化瘀，降脂。适于心血管疾病、脂肪肝、高脂血症的人群饮用。

# 调理体质常用的药酒

## 参芪酒

原料　党参、黄芪各30克，茯苓、扁豆、白术、甘草各20克，大枣
　　　15枚，白酒1500毫升。

做法　将上药加工成粗末，装入细纱布袋中，扎紧口备用。然后将
　　　白酒倒入小瓦坛内，放入药袋，加盖密封，置阴凉干燥处。
　　　隔天摇动数下，经2周后开封，去掉药袋，即可饮用。

**功效**　补脾肺之气，适用于脾胃气虚所致的消化不良、腹胀腹泻、乏力疲倦；肺气虚弱所致的气短喘息、呼吸微弱、声音低微；气虚下陷所致的胃下垂、子宫脱垂、脱肛；气虚卫表不固所致的自汗或汗多、感冒等。

## 人参枸杞酒

**原料** 人参20克，枸杞子350克，熟地黄100克，冰糖400克，白酒5000毫升。

**做法** 人参去芦头，用湿布润软后切片；枸杞子、熟地黄除去杂质，同人参一起装入纱布袋内，扎紧袋口。冰糖放入锅内，加适量清水，用文火烧至冰糖溶化，呈黄色时，趁热用纱布过滤，去渣留汁。将冰糖汁、纱布药袋等放入酒内，加盖封口，浸泡10～15日，每日翻动搅拌1次，泡至人参、枸杞子颜色变淡，再用纱布滤去渣，静置澄清即成。

**功效** 大补元气，安神固脱，滋肝明目。

## 党参枸杞酒

**原料** 党参5克，枸杞子25克，米酒500克。

**做法** 先将党参拍裂切片，枸杞子洗净晾干，共置容器中，加入米酒，密封，浸泡7天后去渣，即成。

 **功效** 补气健脾，养肝益胃，适用于脾胃气虚，血虚萎黄，食欲不振，肢体倦怠，腰酸头晕等。

## 枸杞参白酒

**原料** 枸杞子100克，生地黄100克，麦冬60克，甜杏仁30克，人参20克，茯苓30克，白酒1000毫升。

**做法** 将前6味置容器中，加入白酒，密封，浸泡，7日后去渣即成。每日早、晚各服1次，每服10~15毫升。

 **功效** 填精髓，补肾健脾，益气润燥。主治腰困体倦，食欲不振，面容憔悴，肌肤粗糙，大便秘结等。

# 气虚体质常见病对症食疗方

气虚体质有其特有的一些易感病，只有具体了解了这些病症，采用正确的食疗方法，才能帮助我们更好地摆脱气虚体质的困扰。但仍须在医生指导下使用。

## 自汗

自汗是指不因疲劳，或无明显诱因而时时汗出，动辄益甚的症状，就是不活动也汗出。人体之气有固摄的作用，其控制毛孔的开合，控制着汗液的排泄。气虚体质者，气的固摄作用失常，就会导致自汗。而且汗出太多，反过来会损伤正气，造成气虚越加严重的情况。黄芪具有补气固表止汗的功效，是自汗者的食疗佳品。

### 枣豆黄芪煎

**原料** 红枣20枚，黑豆50克，黄芪30克。

**做法** 每次用红枣、黑豆、黄芪水煎，分2次饮用，每天或隔天1次。

**功效** 益气敛汗。

## 感冒

气虚的人常常表现为体弱多病，最常见的就是气虚的人易得感冒，且多半都会表现出一种低热、缠绵的症状。造成这一现象的原因是人体之气有防御作用，保卫人体不受外来邪气的侵害，如果人体正气不足，抵抗力自然下降，病邪趁机而入，就会导致感冒。加之气虚脏腑功能也有所衰退，就会使得感冒缠绵难愈。

### 黄芪鲫鱼汤

**原料** 鲫鱼1条，黄芪15克，白术6克，防风3克，葱、姜、盐各适量。

**做法** 将上述中药煎汁去渣。取药汁加水至1500毫升，放入鲫鱼炖煮、调味即可，吃鱼喝汤。

**功效** 益气固表。对于气虚、容易感冒者也有预防作用。

## 脏器下垂

气在人体本身就有一个托举之效，维持脏腑的位置恒定，气虚之后，托举、提升作用减弱，就会出现内脏下垂，比如胃下垂、子宫脱垂和脱肛等。

## 北芪党参炖鸡

原料　鸡肉200～400克，党参50克，黄芪60克，盐适量。

做法　鸡块冷水下锅，煮开后捞出洗净，再与党参、黄芪一起加水炖煮，煮好后加入盐调味即可。

**功效**　补气健脾。适用于中气不足，体倦乏力，气短懒言，饮食不振，脱肛，胃下垂，疝气，妇女子宫脱垂，以及疮疖溃烂久不收口等症。

### 肥胖

气虚的人发胖多数是痰湿重，因为脾胃虚弱后，消化吸收功能也会相应降低，获取来的营养物质无法被运化，瘀积于体内，形成痰湿，若瘀积皮下就是肥胖，瘀积于肝脏，会导致脂肪肝。所以气虚的人发胖多数呈现为又胖又没力。

## 山药薏米芡实粥

原料　山药、薏苡仁、芡实各30克，糯米150克，红糖适量。

做法　芡实、薏苡仁、糯米淘洗干净后用清水浸泡2个小时。山药去皮切小块，也用水浸泡备用。把泡好的食材和山药倒入锅内，加适量的热水，熬煮40分钟，食用前加红糖。

**功效**　健脾益胃，补气补血。

**便秘**

　　气虚时，气的推动、温煦、防御、固摄和气化功能的减退，会导致机体的某些功能活动低下或衰退。排便需要气的推动作用，气虚推动无力，粪便自然难以排出。

## 黄芪苏麻粥

原料　黄芪10克，苏子50克，火麻仁50克，粳米250克。

做法　黄芪、苏子、火麻仁打碎，加水适量煎煮5～10分钟，取药汁
　　　备用，入粳米，以药汁煮粥。每日1剂，分数次食完。

**功效**　益气润肠。

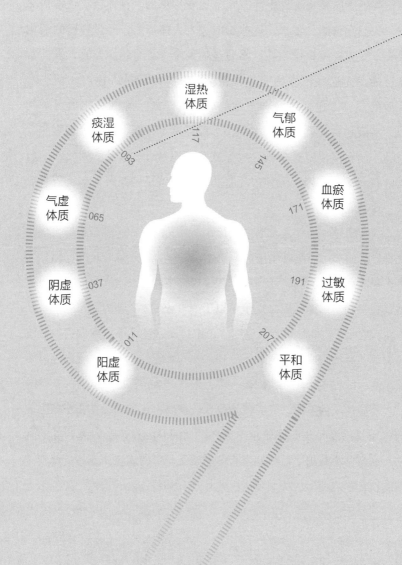

# 第五章

# 易患"三高"的痰湿体质

湿热
体质

气郁
体质

痰湿
体质

气虚
体质

血瘀
体质

阴虚
体质

过敏
体质

阳虚
体质

平和
体质

117

145

093

171

065

191

037

207

011

# 形成痰湿体质的原因

痰湿体质是在现代生活方式下比较常见的一种体质。正常情况下，我们吃食物、喝水，这些物质进入人体以后，经过脾胃的消化吸收，变成一些精微物质，然后运输到全身各个组织器官，发挥营养功能。而这些精微物质里就包括津液，津液是人体内一切正常水液的总称，包括体液和正常的分泌物。如果脾的功能出现了问题，水液和食物就变成了水湿，水湿停留于胃肠，就会出现腹胀、腹满。而水湿停聚过多就变成了饮，饮积聚过多，又受到热邪的煎熬，就成了痰。因此湿和痰息息相关，也就是"湿聚为水，积水成饮，饮凝成痰"。

痰有两种，一种是有形之痰，就是狭义的痰；一种是无形之痰，就是广义的痰。痰是呼吸道的分泌物，健康人一般是有痰的。但如果患有呼吸系统的疾病，受到病原微生物感染后会产生大量的痰液，这就是狭义的痰。而无形之痰是可以千变万化的。"肺为贮痰之器，脾为生痰之源"。长时间劳累过度，思虑过度，还有不注意饮食，总吃甜、黏、腻的东西，时间久了，肺和脾的功能低下了，水湿内停凝结成了痰，就出现了肥胖、困倦等等，最终形成痰湿体质。

痰湿体质的形成，先天遗传也比较重要，比如父母在要小孩之前的体质就已经是痰湿体质，或者怀孕期间孕妇过多摄入高营养的食物。这样，小孩出生后就非常有可能禀受父母的体质，或者受母亲孕期的饮食影响而形成痰湿体质。此外还有某些基因的遗传，如经常可以看到一些糖尿病、高血压病、痛风、高脂血症等疾病患者有很明显的家族史。

另外，痰湿体质的人口味偏重，爱吃偏咸、香浓的食物，而盐会催生和加重痰湿体质。中医认为，盐既为脾脏所厌恶，又易伤肾脏。经常摄入高热量、高蛋白、高脂肪食物但运动量却很少的人，体内能量积聚过多，也会形成痰湿体质。如果常吃寒凉的食物，容易造成脾胃损伤，运化失常，聚湿生痰，形成痰湿体质。这种痰湿体质往往和阳虚体质夹杂在一起，身体一旦发胖，就是重度的肥胖，而且是很难消除的水肿性肥胖。长期熬夜，会影响肝气疏泄，肝木和脾土有相克关系，肝接着就影响到脾，它们环环相扣，从而可以引发一系列疾病，如肥胖、糖尿病、高脂血症等。这类人群呈现出一种典型的痰湿壅盛的舌象，舌苔厚腻，久久不退。此外，随着身体的自然老化，细胞功能减退，也易聚湿生痰。另外，药物滥用的人，也往往因为药物的毒副作用，刺激人体的胃、肝、胆等脏器，而形成痰湿体质。

## 痰湿体质的易感病

痰湿体质者由于其体内素有痰湿内蕴，其发病多与痰湿相关。可引起高血压病、脑血管意外、冠心病、糖尿病、代谢综合征、多囊卵巢综合征、睡眠呼吸暂停综合征等。

## 1 高血压病

高血压病属于中医眩晕范畴，痰湿体质者或因其身体脂膏偏多，痰湿瘀积于体内，影响气血的正常运行，时间长了会导致痰湿挟瘀，体内的清阳不升，浊阴上逆，发为眩晕；或气虚运行无力，津血不能在全身进行输送，以致脑失濡养；或因情志不遂，生痰动火，上扰清窍而产生眩晕。

## 2 脑血管意外

脑血管意外属于中风范畴，痰湿体质与中风也密切相关。早在《黄帝内经》中对此即有认识，如《素问·通评虚实论》篇中说："消瘅、仆击、偏枯、痿厥、气满发逆，甘肥贵人，则高粱之疾也。"说明"肥贵"之人，过食膏粱厚味，损伤脾胃，以致湿聚生痰，流窜经络，导致许多疾病的发生，其中偏枯即中风之半身不遂者。

## 3 冠心病

痰湿体质者由于体内痰湿日久，损伤胸中阳气，发为心脉痹阻，就会出现胸痹，即西医所说的冠心病。又因痰湿之邪重浊黏腻，具有易凝阻和沉积的特性，若痰湿积于胸中，阻滞气机，亦可致气郁血瘀而发生胸痹疼痛。

## 4　糖尿病

糖尿病属于中医消渴范畴，消渴的发生与过食肥甘、情志失调、五脏虚弱等因素有密切关系。如《素问·奇病论》篇谓："此肥美之所发也，此人必数食甘美而多肥也。肥者令人内热，甘者令人中满，故其气上溢，转为消渴。"说明过食肥甘，体态肥胖，是消渴病发生的重要因素。

## 5　代谢综合征

代谢综合征是指人体的蛋白质、脂肪、碳水化合物等物质发生代谢紊乱的病理状态，是一组复杂的代谢紊乱症候群。从临床特征看，代谢综合征与痰湿体质的临床表现如形体肥胖、贪食肥甘、胸闷痰多、多汗等特征基本一致。

## 6　痛风

痛风具有明显的遗传特性，而痰湿体质的成因也和先天禀赋有密切的关系。此外，痰湿体质的人群在饮食上偏嗜肥甘厚味，一般的应酬或在外用餐常是大鱼大肉。而海鲜、动物内脏、各式肉类等基本都属于高嘌呤的食品，现代医学研究表明，这类食物可影响血尿酸水平，是引起痛风的高危险因素之一。

# 调养原则
## ——祛除湿痰，畅达气血

痰湿体质是由体内多"湿痰"造成的，所以调养原则为健脾利湿，化痰通阳，畅达气血。机体水液代谢与肺、脾、肾关系最为密切，肺主通调水道，脾主运化水液，肾为主水之脏，三者相互协调，共同完成津液的运行、输布和排泄。其中，脾为运化之枢纽，脾健则湿化，脾运则痰无以生，故健脾能化痰湿。气为津、血运行之统帅，气行则血行，气行则水行，气滞则湿困、痰阻，气机调畅则痰湿无以蕴积，故行气可以化痰湿。

痰湿体质的膳食应以清淡作为主要原则。少食甜、油腻及味道过于浓厚的食物，可选择具有淡渗利湿、芳香燥湿和化痰散结功效的食物，如薏苡仁、藿香等。此外，湿邪易郁而化热，遇到有湿郁化热表现者，饮食可选择甘寒、苦寒泄热的食物，少食火锅、烧烤、烹炸等辛温助热的高热量食物。也可以选择多食粗粮。另外，应戒除烟酒。

# 调养方案

痰湿体质人群养生建议从以清淡微温，祛湿化痰消水肿为原则的饮食调养开始，配合多运动、避寒凉、保持积极向上的心态等健康生活方式。

**1 日常饮食** >

痰湿体质的人应该从放纵的生活里解放出来，少食咸、酸、寒凉、腻滞、收涩的食物。"酸甘化阴"，津液就属于阴，本来痰湿体质就是津液多，堆积于体内，如果再吃一些酸性的食物，势必会加重痰湿。饮食宜清淡，吃饭不宜过饱，酒类也不宜多饮；应多吃有健脾利湿、化痰祛湿作用的食物，如白萝卜、荸荠、紫菜、枇杷、白果、白扁豆、薏苡仁、红小豆等。

**2 生活起居** >

痰湿体质者宜居住在朝阳、干燥的房间，在阴雨季节，要尤其注意防止湿邪对身体的侵袭。嗜睡者应逐渐减少睡眠时间，多进行户外运动，多晒太阳，借助自然界之力，宣通人体之阳气。痰湿体质者应洗热水澡，程度以全身皮肤微微发红、通身出汗为宜；平时应定期检查血糖、血脂、血压。尽量穿着宽松的衣物，面料以棉、麻、丝等透气散湿的天然布料为主，有利于汗液蒸发，祛除体内湿气。在湿冷的气候条件下，要减少户外活动，避免受寒淋雨。

**3 运动锻炼** >

痰湿体质的人大多形体肥胖、身重易倦，所以应该长期坚持体育锻炼，例如散步、慢跑、球类、武术、八段锦、五禽戏以及各种舞蹈等。根据自己的情况，循序渐进地进行运动，应做较长时间不太剧烈的有氧运动锻炼，一直做到全身汗出、面色发红为宜。全身出汗后，可祛湿排毒，浑身变得舒爽。但出汗后不宜马上洗澡，可先用干毛巾擦遍全身。如果无法天天运动，可考虑在家浴足，促进足部血液循环，防止下肢静脉曲张。

**4 经络保健** >

痰湿体质的经络调养应注重"健脾益气、利湿化痰"的原则。脾俞、胃俞、足三里、气海四个穴位，是很好的健脾益气的穴位；而中脘、足三里、丰隆这三个穴位，是很好的利湿化痰的穴位。对这些穴位进行相应的按摩、针刺或艾灸，就可达到祛痰利湿的目的。痰湿体质者也可以手掌摩腹，即每日睡前用手掌在腹部，以肚脐为中心，伴随均匀有深度的呼吸频率，反复顺时针按摩，直到腹部微热为佳。

## 四季顺时养生要点

春季万物复苏，天气转暖，痰湿体质的人应以调畅情志为主，保持积极的心态，尝试进行一些户外运动。春季昼夜温差较大，应注意保暖，避免不慎感寒。春季应当多吃绿色蔬菜，适当减轻体重。

痰湿体质之人多难耐夏季炎热，出汗过多时应注意补充水分，切莫贪凉损伤脾胃；慎吹空调，以免汗出不彻，壅遏生湿；可以多食时令瓜果，

　　饮食宜清淡；适当多做运动，多出汗，但应避免烈日暴晒，伤津耗气。

　　夏秋之交湿气较重，痰湿体质之人容易滋生胃肠道疾病，饮食务必规律洁净，不食过夜食物，忌食生冷油腻，可以采用药膳或粥以调补脾胃。

　　秋季凉爽干燥，痰湿体质之人应借天时，健脾养胃，益气化湿，可采取运动、饮食和药物等多种调补方法。

　　冬季痰湿者多可耐受寒冷，但饮食宜温热以护脾胃、存阳气。同时规律作息，坚持锻炼，为来年打下良好的身体素质基础。

# 不可不吃的祛痰化湿食材

**冬瓜**

| 性味 | 味甘、淡，性微寒。归肺、大肠、小肠、膀胱经

| 功效 | 清热解毒、利水消肿

　　冬瓜是清热生津的食物，还有较好的利尿作用。是肾炎、高血压病、冠心病及各种水肿患者的康复保健养生佳蔬。冬瓜的维生素C含量高，是西红柿的1.2倍。冬瓜含有丙醇二酸，它可以抑制糖类转化为脂肪，且冬瓜本身不含脂肪，热量少，因此有利于减肥。

**薏苡仁** |性味| 味甘、淡，性凉。归脾、胃、肺经
|功效| 健脾渗湿、除痹止泻、清热排脓

薏苡仁含有多种维生素和矿物质，有促进新陈代谢和减少胃肠负担的作用，可作为病中或病后体弱患者的补益食品。经常食用薏苡仁对慢性肠炎、消化不良等症也有效果。薏苡仁还是一种美容食品，常食可以保持皮肤光滑细腻，消除粉刺、色斑，改善肤色，并且对扁平疣等有一定的治疗作用。

**小米** |性味| 味甘、咸，性凉。归肾、脾、胃经
|功效| 和中、益肾、除热、解毒

小米中的蛋白质、脂肪、碳水化合物这几种主要营养素含量很高，而且由于小米通常无须精制，因此保存了较多的营养物质，维生素$B_1$、维生素$B_2$和矿物质的含量都高于大米。小米还含有一般粮食中不含有的胡萝卜素。小米含铁量突出，有很好的补血效果。但其蛋白质中赖氨酸含量较低，所以应与大豆和肉类等氨基酸含量较高的食物同食。

**燕麦** |性味| 味甘，性平。归肝、脾、胃经
|功效| 益气、调和脾胃、补虚止汗、通便降脂

用于肝胃不和所致食少、纳差、大便不畅等。燕麦主要含有蛋白质（含所有人体必需的氨基酸）、脂肪以及大量的植物纤维、维生素$B_1$、维生素$B_2$、维生素E、矿物质和皂苷等。燕麦中含有极其丰富的亚油酸，对脂肪肝、便秘等也有辅助疗效。现代研究表明，长期食用燕麦，对降低胆固醇、甘油三酯均有显著效果，可用于防治高血压病、动脉硬化、糖尿病、高脂血症等，因此对老年人的健康是大有裨益的。

---

**玉米**　| 性味 | 味甘，性平。归胃、大肠经
　　　　| 功效 | 调中开胃、利尿消肿

玉米中所含的丰富的植物纤维素具有刺激胃肠蠕动、加速粪便排泄的特性，可防治便秘、肠炎等。玉米能阻碍过量葡萄糖的吸收，起到抑制饭后血糖升高的作用，且纤维素还可以降低血脂水平，预防和改善冠心病、肥胖等。此外，现代研究表明，玉米还具有很好的抗肿瘤作用。

---

**鲫鱼**　| 性味 | 味甘，性平。归脾、胃、大肠经
　　　　| 功效 | 健脾利湿

鲫鱼含有优质蛋白质，氨基酸种类较全面，易于消化吸收，是体质虚弱者的良好蛋白质来源，常食可增强抗病能力。

**海带**　|性味|味咸，性寒。归肝、胃、肾经
　　　　|功效|软坚化痰、利水泄热

海带营养丰富，含有较多的碘、钙，有治疗甲状腺肿大之功效。海带中的甘露醇具有利尿消肿的作用，可防治肾功能衰竭、老年性水肿、青光眼等。海带还具有降血压和降血脂的作用，对冠心病、糖尿病、高血压病、动脉硬化、高脂血症等有一定的防治作用。

**胡萝卜**　|性味|味甘，性平。归肺、脾、胃经
　　　　|功效|健脾养胃、化痰清热

现代研究发现，胡萝卜中含有大量的钾，钾进入血液后，能将血液中的油脂乳化，同时能有效地溶解沉积在血管壁上的"胆固醇硬化斑块"，并将这些体内垃圾排出体外，达到降血脂、降低血黏度、净化血液、"清洁"血管、增加血管弹性等效果。

**大蒜**　|性味|味辛，性温。归脾、胃、肺经
　　　　|功效|行气消积、健脾养胃、杀虫解毒

　　现代医学研究证实，大蒜能促进新陈代谢，防止血管中的脂肪沉积，降低血液中胆固醇和甘油三酯的含量，具有降血脂的作用，还能够抑制血小板的聚集。同时大蒜还能消除疲劳，增强体力，增加肌肉的弹性。

# 痰湿体质调理食谱

## 萝卜丝饼

**原料**　鲜白萝卜连皮250克，陈皮丝、生姜丝、葱丝、面粉、油、盐各适量。

**做法**　萝卜洗净切丝，加陈皮丝、生姜丝、葱丝和盐少许，作馅。然后将面粉和水揉成面团，将上述馅填入，做夹心饼，放入油锅内，烙熟即成。

**功效**　健胃、理气、消食、化痰。

## 玉笋炒芥蓝

**原料**　芥蓝250克，玉米笋100克，白皮蒜、食盐、糯米酒、植物油各适量。

**做法**　芥蓝洗净，切段；大蒜去皮切末；玉米笋洗净，切成斜段，并放入开水中汆一下捞出，沥干水分。锅中倒入油烧热，爆香蒜末，再放入芥蓝及玉米笋炒熟，最后加盐、米酒调匀即成。

**功效**　清热消痰。

## 赤豆鲤鱼汤

原料　鲤鱼1尾，红小豆50克，陈皮10克，辣椒6克，草果6克，料酒、生姜、葱段、胡椒、食盐各适量。

做法　将鲤鱼去鳞、鳃、内脏。将红小豆、陈皮、辣椒、草果填入鱼腹，放入盆内，加适量料酒、生姜、葱段、胡椒、食盐，上笼蒸熟即成。

 健脾除湿化痰，用于痰湿体质，症见疲乏、食欲不振、腹胀腹泻、胸闷眩晕等。

## 白菜萝卜汤

原料　大白菜250克，白萝卜、胡萝卜各80克，豆腐半块（约200克），盐、味精、香菜末各适量。

做法　将大白菜、白萝卜、胡萝卜与豆腐洗净，切成大小相仿的长条，在沸水中焯一下捞出待用。倒入清汤，把白萝卜、胡萝卜、豆腐一起放入锅中，大火煮开后加入大白菜，再次煮开，用盐、味精调味，最后撒上香菜末盛出即可。

功效 化痰清热消食。

## 扁豆煲粥

原料　白扁豆60克，粳米100克，白糖适量。

做法　将白扁豆用温水浸泡一夜，与粳米一起倒入锅中，加水适量，煮成粥后加入适量白糖搅匀即可。

健脾养胃，祛湿止泻，可用于一般人群的滋补保养，尤其适合痰湿体质者因脾胃虚弱导致的大便黏滞不爽、长期腹泻等症。

### 荷叶粥

原料　鲜荷叶1张（约200克），粳米100克，冰糖适量。

做法　将粳米洗净后，加水用大火煮沸。将鲜荷叶洗净覆盖在粥上，转小火煮20分钟。揭去荷叶，调入冰糖，煮5分钟即可食用。

功效 清热解暑，消脂减肥。

## 家常保健药膳推荐

### 山药冬瓜汤

原料　山药50克，冬瓜150克，盐适量。

做法　将山药、冬瓜放至锅中慢火煲30分钟，加盐调味后即可饮用。

功效 健脾，益气，利湿。

### 芡实莲子苡仁汤

原料　排骨500克，芡实30克，莲子20克，薏苡仁30克，陈皮5克，姜1块，盐适量。

**做法** 把芡实、莲子、薏苡仁放在清水里浸泡清洗，排骨剁成小块，水开之后，焯一下，然后把排骨、芡实、莲子、薏苡仁、陈皮和姜都倒入砂锅里，用大火煮开后改用小火炖2小时，最后放盐即成。

**功效** 健脾除湿。

## 菊花薏仁粥

**原料** 枇杷叶9克，菊花6克，薏苡仁30克，大米50克。

**做法** 将前2味药加水3碗煎至2碗，去渣取汁，加入薏苡仁、大米和适量水，煮粥服用。

**功效** 健脾养胃、祛湿利水、消痰、消脂减肥。

## 蚕豆鲫鱼粥

**原料** 蚕豆90克，鲫鱼1尾（约150克），茯苓30克，粳米30克，白皮蒜、姜、食盐、植物油各适量。

**做法** 将鲫鱼去鳞、鳃及内脏，洗净；起油锅，放下鲫鱼，煸香铲起备用；蚕豆、茯苓、姜、粳米洗净；把全部食材放入砂锅内，武火煮沸后，文火煮1小时，再放入大蒜，煮10分钟，调味即可。

**功效** 健脾和胃，利水消肿。适合眼睑水肿、大便不成形的痰湿体质人群。

## 莱菔粥

原料 莱菔子9克，粳米50克。

做法 用粳米煮粥，待粥八成熟时放入莱菔子，煮至粥成，可用白糖调味。

**功效** 下气化痰。

# 调理体质常用的药茶

## 冬瓜盖茶

原料 冬瓜皮15克，经霜者为佳，蜂蜜少许。

做法 取冬瓜皮洗净切细，置保温杯中，用沸水适量冲泡，焖15分钟后去渣，调入蜂蜜10~20克，可当饮料喝。

**功效** 利水消痰，止渴润燥。

## 紫菜末饮

原料 紫菜15克，蜂蜜适量。

做法 将紫菜晾干，研成细末，每次5克，加蜂蜜，用温开水冲饮。

**功效** 清热化痰，润肺止咳。

## 三宝茶

**原料** 菊花、陈皮、普洱茶各5克。

**做法** 上述原料共同研成粗末，再用纱布袋包好放入杯中，用沸水冲泡饮用即可。

**功 效** 化痰祛湿，消脂降压。

## 白扁豆花陈皮茶

**原料** 白扁豆花、陈皮、白茯苓各50克。

**做法** 将白扁豆花、陈皮和茯苓一起打成粉末，每天用勺子舀取10克左右的粉末，放入茶杯中，然后倒入开水冲泡，焖上5分钟，代茶饮用，以冲淡为度。

**功 效** 健脾除湿，化痰。

## 降压减肥茶

**原料** 荷叶100克，山楂100克，陈皮300克。

**做法** 干荷叶撕成碎片，陈皮洗净后切成丝晾干。全部原料分成20份，分别装入20个茶包袋。每次取1袋，沸水冲泡，焖30分钟后饮用，可以反复冲泡。

**功 效** 顺气化痰，化瘀排毒，降血压，降血脂。

## 茯苓薏米姜茶

原料 茯苓15～20克，薏苡仁20克，生姜3片。

做法 茯苓、薏苡仁用清水洗净，放入锅中，加一碗半水，浸泡30分钟。加入生姜，点火，煮开后转小火煎煮30分钟，至水余一碗时关火，趁热喝。

**功效** 祛湿健脾，温中。

## 桔梗甘草药茶

原料 桔梗、甘草各100克。

做法 桔梗、甘草共为粗末，和匀过筛，分包，每包10克。用时沸水冲泡，每次1包，代茶饮。

**功效** 补脾益气，清热解毒，祛痰止咳，宣肺利咽。

## 二陈茶

原料 半夏5克，陈皮5克，茯苓5克，甘草3克。

做法 泡水当茶饮，每天适量频服。

**功效** 化痰祛湿。

## 泽泻乌龙茶

原料 泽泻15克，乌龙茶3克，荷叶3克，陈皮3克。

做法　泽泻、陈皮加水煮沸20分钟，取药汁冲泡荷叶、乌龙茶即
　　　成。代茶饮用。

功效　化痰，利水渗湿，降脂。

# 调理体质常用的药酒

## 薏苡仁芡实酒

原料　薏苡仁、芡实各25克，白酒500毫升。

做法　将薏苡仁、芡实和白酒一同置于洁净容器中，密封，浸泡。
　　　每日振摇1~2次，15日后即可过滤去渣取液饮用。每日2次，
　　　每次15~20毫升。

功效　健脾利湿，除痹缓急。主治脾虚腹泻，肌肉酸重，关节疼
　　　痛等症。

## 冬瓜清热酒

原料　冬瓜1只，白酒500毫升。

做法　将冬瓜切碎，和白酒一同置于洁净容器中，再加500毫升的清
　　　水，用文火煎至浓稠，候冷。外用。不拘时候，每次用消毒
　　　棉球蘸本酒涂擦患处。

功效　清热解毒，化痰利水。主治痤疮。

## 状元红酒

原料 当归、广陈皮、青皮各15克，红曲、砂仁各30克，丁香、白
豆蔻、山栀、麦芽、枳壳、厚朴各6克，藿香9克，木香3克，
冰糖1克，白酒1500毫升。

做法 将上述药物切成薄片，装入药袋内，和白酒一同置于洁净容
器中，用文火煮30分钟后加入冰糖，取出放凉。每日早、晚
各服1次，每次服20~50毫升。

**功效** 醒脾开胃，化滞祛湿，疏肝理气。

## 苏叶陈皮酒

原料 陈皮15克，苏叶20克，黄酒200毫升。

做法 先将陈皮制为粗末，然后与苏叶、黄酒一同置于洁净容器
中，密封，浸泡。3日后即可过滤去渣取液。每日3次，每次
10~15毫升。

**功效** 健脾理气，燥湿化痰，止咳。

# 痰湿体质常见病对症食疗方

## 糖尿病

糖尿病与脾虚痰湿有密切关联。中医学认为过食肥肉甜食，醇酒厚味，则损伤脾胃，脾失健运，酿成内热，消耗津液，发为消渴；或五志过极，郁而化火，消耗津液引发消渴；房事不节，恣情纵放，肾虚消耗，气不化水，故小便多、消渴；或热病燥热所致伤阴引发消渴。对于现代人来说，最常见的就是第一种，即痰湿体质的糖尿病。

**珍珠薏米丸子**

| | |
|---|---|
| 原料 | 瘦猪肉200克，薏苡仁150克，盐、味精、蛋清、淀粉、油各适量。 |
| 做法 | 将猪肉剁成馅，做成直径2厘米大小的丸子备用。将薏苡仁洗净，裹于丸子上，放在笼子或蒸锅内蒸10~15分钟，然后取出丸子，放调味品勾芡即可。 |
| 功效 | 健脾化湿，降脂轻身。 |

## 冠心病

冠心病的发生是多种因素相互作用的结果，其中缺乏运动、身体肥胖、嗜烟饮酒及精神压力等都是冠心病的危险因素。通过改善不良的饮食习惯，调理日常生活起居，可帮助避免冠心病的发生。

**山楂荷叶葱白粥**

**原料**　山楂25克，荷叶25，葱白10克，粳米50克。

**做法**　将山楂洗净去核，荷叶洗净切成小块，葱白切末与粳米加水熬粥。

**功效**　适用于冠心病痰湿阻遏胸阳患者。

**扁豆山楂韭菜汤**

**原料**　白扁豆20克，山楂30克，韭菜30克，红糖适量。

**做法**　将白扁豆切块，山楂去核，韭菜切段，加入红糖调匀，加水煮沸后改小火炖至扁豆烂熟即可。每日服1次。

**功效**　对冠心病脾虚湿盛患者颇为有效。

## 痰湿肥胖

　　痰湿体质是肥胖人群最主要的体质类型。痰湿体质的人，脾失健运，水谷精微难以运化，形成痰湿等代谢废物留积腹部，逐渐就形成了胖肚子。因此，这类人群的减肥首先要从健脾开始，要先强化脾的运化功能，固本培元。脾的功能正常了，吸收进的水谷精微物质就能经过脾的转运，到达身体的各个部位，凸起的大肚子也可以渐渐平复了。

**减肥茶**

原料　干荷叶60克，生山楂10克，生薏苡仁10克，陈皮5克。

做法　上药共制细末，混合，放入热水瓶中，用沸水冲泡即可。

功效　理气行水，降脂化浊。

**什锦乌龙粥**

原料　生薏苡仁30克，冬瓜仁100克，红小豆20克。干荷叶、乌龙茶适量。

做法　干荷叶、乌龙茶用粗纱布包好备用。将生薏苡仁、冬瓜仁、红小豆洗净一起放锅内加水熬煮至熟，再放入用粗纱布包好的干荷叶及乌龙茶再煎7~8分钟，取出纱布包即可食用。

功效　健脾利湿。

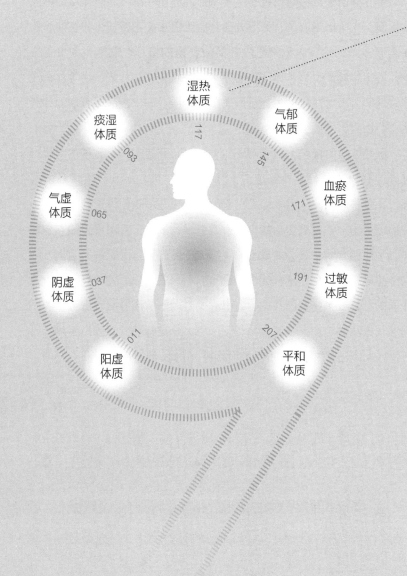

# 第六章

# 长痘易怒的
# 湿热体质

湿热
体质

117

气郁
体质

痰湿
体质

093

血瘀
体质

145

气虚
体质

065

171

阴虚
体质

037

过敏
体质

191

阳虚
体质

011

平和
体质

207

## 形成湿热体质的原因

　　湿热体质是以湿热内蕴为主要特征的体质状态。湿热体质的形成一方面与先天因素有关，另一方面与后天因素关系密切，如长期居住在高温多雨的地区，或常吃滋补类的食物如银耳、燕窝、冬虫夏草等，就很容易产生这类体质。另外，喜欢吃煎、炸、烧、烤等食物或嗜好烟酒、经常熬夜的人容易形成湿热体质。如果生活压力增加，湿热也会加重。

　　湿热体质的特点，就是"湿"与"热"。湿就是我们常说的水湿，分外湿和内湿两种。外湿是由于气候潮湿、涉水淋雨或居住环境潮湿，导致外来水湿入侵人体而引起的。内湿是指我们体内的湿，是一种病理产物，常因脏腑功能失调所致。暴饮暴食，食用过多油腻、甘甜、厚味的食物，就会加重脏腑负担，中焦脾胃、肝胆最易受损，特别是脾最易受湿困，脾不能正常运化进而使机体"水湿内停"。湿为重浊的阴邪，容易伤到阳气，容易引起头身困重、四肢酸软沉重。人体内湿气聚集得越多，就越容易觉得困倦。热是指热象，或由于热邪同时侵入人体，或因体内湿遏日久而化热。因此，湿与热往往是并存的。

## 湿热体质的易感病

　　湿热体质多由于先天遗传，或后天饮食不当，过食肥甘厚味，久居湿地，或劳倦过度而导致体内火热内蕴、痰湿停滞脏腑，从而引起一系列的疾病。

湿热留于脾胃，可有口臭、体味重、肥胖、牙龈出血、嗜食冷饮、善饥易饱、口唇周围起痤疮等症状，也易得酒糟鼻、毛囊炎、湿疹、体癣、牙龈炎等疾病。

湿热留于肝胆，则有口苦、易怒、两肋胀痛等症状，易得脂肪肝、糖尿病、高脂血症、急性病毒性肝炎、胆石症、黄疸等疾病。

下焦湿热熏蒸大肠、膀胱等，可有大便黏腻臭秽、便干、热结旁流、小便灼痛以及男子阴囊潮湿，女子带下色黄、量多、味秽等症状，易得便秘、尿路感染、盆腔炎等疾病。

# 调养原则
## ——祛湿清浊利身

湿热体质调养的重点是祛湿清浊利身。祛湿可用宣透化湿、燥湿泄热和通利化湿等方法。清浊主要是清除体内的湿热之浊气。从中医辨证的观点来看，湿热体质又分为湿重于热、热重于湿和湿热并重3种类型。湿重的以化湿为主，常用药如滑石、生甘草、薏苡仁、白蔻仁、白茅根等。热重的以清热为主，可选用金银花、蒲公英、野菊花等。湿热并重者，则祛湿、清热并重。

# 调养方案

## ① 日常饮食

对于湿热体质的人来说，应饮食清淡，多吃甘寒、甘平的食物如绿豆、荞麦、山药、薏苡仁、白扁豆、赤小豆、莲子等。绿豆、赤小豆、薏苡仁除了利水排湿以外，还有清热解毒作用。尽量避免辛辣燥烈、大热大补的食物，如辣椒、生姜、大葱、大蒜、韭菜、狗肉、牛肉、羊肉，以及火锅、烹炸、烧烤等。少吃甜食，限制食盐的摄入，否则也会加重湿热。酒的湿热之性最大，且酒能留湿，所以要尽量戒酒。

## ② 生活起居

在生活上，湿热体质的人应尽量避免居住在低洼潮湿的地方，居住环境宜向阳、干燥、通风。衣着宜宽松，不宜紧身束口。内衣以棉麻、丝绸等宽松舒适、透气性好的布料为宜。应注意保持头面、身体等的肌肤清洁干燥。不要熬夜，保持充足而有规律的睡眠。盛夏暑湿较重的季节，减少户外活动。另外，湿热体质的人，不可憋尿、憋大便，要保持大小便通畅，防止湿热积聚。

## ③ 运动方面

湿热体质的人适合做相对大强度、大运动量的锻炼，如中长跑、爬山、各种球类、武术等。这样可以通过排汗达到清热利湿的目的。夏天由于气温高、湿度大，最好选择在清晨或傍晚较凉爽时锻炼。冬季运动以舒适微汗为度，注意运动前后的保暖，不要着凉。应经常练习深呼吸，气息深吸至小腹，以静养心神。运动锻炼注意舒展筋骨关节，增加身体的柔韧度，如果筋骨关节僵硬、涩滞，则不利于肝胆的疏泄，会加重烦躁、紧张和焦虑。

**④ 精神方面**

湿热体质的人性格多急躁易怒，应克制过激的情绪，保持平衡的心态，遇事不急不躁，冷静处理棘手的事，合理安排自己的工作、学习。凡事多为他人着想，学会克制感情上的冲动。根据情况分别采用节制、疏泄、转移等不同的方法，使不良情绪得到化解和释放。应培养广泛的兴趣爱好，如书法、养花，多听流畅、悠扬、舒缓、有镇静作用的音乐等。

# 四季顺时养生要点

四季养生的重点是顺时，因此，夏天如果湿热体质之人消化尚好，可多喝祛暑、清利湿热的凉茶、绿豆汤等，并且要特别注意皮肤的清洁、干燥，防止各种炎症的发生。如果环境又湿又热，可以适当开空调除湿降温。春季，应多做筋骨肌肉关节的拉伸舒展运动，增加身体的柔韧性，这样可以疏肝利胆，缓解紧张焦虑情绪。秋季尤其初秋干热时，对湿热体质者也较为不利，此时应多食清甜、水分多的水果，多喝白粥，每天清晨喝一小杯淡盐水或蜂蜜水，以润肠通便。霜降时节可以用藕、梨炖猪脊骨，滋阴补肾。湿热体质的人冬季不能跟风大量进补，不要去吃那么多火锅、羊肉、狗肉，越补体质偏颇性越明显。湿热体质者四季均应少吃油腻、热量高的食物。

## 不可不吃的清热祛湿食材

**芹菜**　| 性味 | 味甘、辛，性凉。归肺、胃、肝经
　　　　| 功效 | 清热除烦、利尿消肿、平肝降压

主治头痛，头晕，暴热烦渴，黄疸，水肿，小便热涩不利，妇女月经不调，赤白带下，瘰疬，痄腮等病症。芹菜是湿热体质者日常调理的必选蔬菜之一。芹菜是高纤维食物，可以加快粪便在肠内的运转时间，减少致癌物与结肠黏膜的接触，达到预防结肠癌的目的。芹菜含有丰富的钙，且易被人体吸收；还富含钾，能预防水肿，并能促进体内尿酸排出，对防治痛风有较好效果。芹菜性凉质滑，故脾胃虚寒，肠滑不固者食之宜慎。

**苦瓜**　│性味│味苦，性寒。归心、肝、脾、肺经
　　　　│功效│清热、明目、解毒

　　主治热病烦渴、中暑、痢疾、目赤疼痛以及疮疡、丹毒等症。苦瓜中的苦味成分奎宁，有消暑解热的作用。在炎热的夏季，小儿常会出现痱子，用苦瓜煮水擦洗，有清热止痒祛痱的功效。苦瓜的维生素C含量居瓜类之首。据研究发现，苦瓜中含有类似胰岛素的物质，有明显的降血糖作用，是糖尿病患者理想的食疗食物。苦瓜性寒，一般宜与辣椒同食，脾胃虚寒者和体质衰弱者以少食为宜。

**黄瓜**　│性味│味甘、性寒。归脾、胃、大肠经
　　　　│功效│清热利水、解毒消肿、生津止渴

　　主治身热烦渴，咽喉肿痛，风热眼疾，小便不利等病症。《日用本草》云："除胸中热，解烦渴，利水道。"黄瓜中含有的葫芦素C具有提高人体免疫功能、抗肿瘤的作用。黄瓜的蛋白质含量虽少，但其中有缬氨酸等人体必需的氨基酸。另外，黄瓜脂肪含量甚低，糖的种类则较多，如葡萄糖、甘露糖、果糖等，并含有多种维生素、胡萝卜素、钙、磷、铁等营养物质。黄瓜中还含有丙醇二酸，可抑制糖类物质转

化为脂肪，因此有减肥功效。黄瓜籽中含有丰富的维生素E，可起到抗衰老的作用。用黄瓜捣汁涂擦皮肤，有润肤、舒展皱纹的功效。一般人群均可食用。尤适宜热病、肥胖、高血压病、高脂血症、水肿、癌症、糖尿病患者、嗜酒者。黄瓜性味寒凉，对于脾胃虚寒之人及慢性支气管炎患者，生黄瓜不宜吃过多。《滇南本草》说："动寒痰，胃冷者食之，腹痛吐泻。"

## 冬瓜

| 性味 | 味甘、淡，性微寒。归肺、大肠、小肠、膀胱经

| 功效 | 清热解毒、利水消肿

冬瓜对慢性支气管炎、肺脓肿、肺炎、肠炎等疾病有一定的治疗效果。冬瓜有良好的清热解暑功效。夏季多吃些冬瓜，不但解渴消暑、利尿，还可使人免生疔疮。因其利尿，且含钠极少，所以是慢性肾炎水肿、营养不良性水肿、孕妇水肿的消肿佳品。冬瓜是清热利尿作用比较理想的一种日常食物，连皮一起煮汤，效果更明显。冬瓜中膳食纤维含量高，具有改善血糖水平、降低体内胆固醇、防止动脉硬化等作用，还能刺激胃肠道蠕动，使肠道堆积的致癌物质尽快排出体外。冬瓜中含有丙醇二酸，可抑制体内糖类转化为脂肪，防止脂肪堆积，对减肥有良好的功效。冬瓜中维生素$B_1$和硒的含量也比较丰富。另外，冬瓜有抗衰老的作用，久食可保持皮肤洁白、润泽，并可保持形体健美。但冬瓜性寒，久病的人与脾胃虚寒者应少食。

**丝瓜**　┃性味┃味甘，性凉。归肝、胃经
　　　　┃功效┃清热解毒、凉血止血、通经络、行血脉

丝瓜可治疗热病烦渴、痰喘咳嗽、乳汁不通、痈肿疔疮、血淋、崩漏、便血等症。《本草求真》载："（丝瓜）性属寒物，味甘体滑……凡人风痰湿热，蛊毒血积，留滞经络，发为痈疽疮疡，崩漏肠风，水肿等症者，服之立能有效，以其通经达络，无处不至。"丝瓜藤茎的汁液具有保持皮肤弹性的特殊功能，能美容去皱。且丝瓜中维生素C含量较高，维生素C是一种活性很强的抗氧化物，具有保护皮肤、消除斑块的作用，可使皮肤洁白、细嫩。所以丝瓜汁素有"美人水"之称。

**大麦**　┃性味┃味甘、咸，性凉。归脾、胃经
　　　　┃功效┃健脾消食、除热止渴、利小便

大麦，是日常主食之一，可用于脾胃虚弱，食积饱满、胀闷，烦热口渴，小便不利等。大麦中含有多种营养成分，如蛋白质、膳食纤维、维生素、钙、磷、铁等。炒麦芽能行气消食回乳，故哺乳期女性忌服。

**竹笋** | 性味 | 味甘，性寒
| 功效 | 化痰下气、清热除烦、通利二便

竹笋可用于热痰咳嗽，胸膈不利；心胃有热，烦热口渴；小便不利，大便不畅等。竹笋可作为湿热体质者常食的食物。烹调时无论是凉拌、煎炒还是熬汤，均鲜嫩清香，是人们喜欢的佳肴之一。竹笋含有高含量的植物纤维，可以增加肠道水分的贮留量，促进胃肠蠕动，可用于治疗便秘；纤维素还可以减少人体对脂肪的吸收，减少与高脂血症有关疾病的发病率。竹笋中植物蛋白、维生素及微量元素的含量亦很高，有助于增强机体的免疫功能，提高防病抗病能力。竹笋含有人体需要的营养素，但也含有对人体不利的成分，即草酸盐。草酸盐易与其他食物中的钙质结合成难以溶解的草酸钙，一方面加重尿路结石患者的病情，另一方面会影响青少年机体对钙质的吸收。因此，患有尿路结石的患者和少年、儿童都不宜多吃。

**荠菜** | 性味 | 味甘、淡，性凉。归肝、心、肺经
| 功效 | 凉肝止血，平肝明目，清热利湿

荠菜的药用价值很高，全株入药，可用于治疗血尿、肾炎、高血压病、咯血、痢疾、麻疹、眼底出血、吐血、便血、子宫出血、

乳糜尿、淋病、目赤肿痛、视物昏花、水肿等。荠菜的营养价值也很高，含有丰富的蛋白质、脂肪、钙、磷、铁、纤维素、维生素等。荠菜可炒食、凉拌、做馅、菜羹，食用方法多样，风味独特。南宋大诗人陆游特别爱吃荠菜，曾写诗赞道："手烹墙阴荠，美若乳下豚。"荠菜性味相对平和，有健脾和胃的功效，一般人都适合食用。但要注意，有的人食用荠菜有一定的过敏反应，所以过敏体质者不宜过多食用，尤其是日常服止痛药、磺胺药者，更应慎食。

**芥蓝**　｜性味｜味甘、辛，性凉。
　　　　｜功效｜利水化痰、解毒祛风、除邪热、解劳乏、
　　　　　　　　清心明目

芥蓝，是我国的特产蔬菜之一，在广东、广西、福建等南方地区是一种很受人们喜爱的家常菜，更是畅销东南亚及港澳地区的出口菜。苏轼的《雨后行菜圃》一诗中写道："芥蓝如菌蕈，脆美牙颊响。"可见芥蓝味道的鲜美。芥蓝中含有丰富的硫代葡萄糖苷，它的降解产物为萝卜硫素，是迄今为止所发现的蔬菜中效力最强的抗癌成分。芥蓝中含有有机碱，这使它带有一定的苦味，能刺激人的味觉神经，增进食欲，还可加快胃肠蠕动，有助消化。芥蓝中含有大量膳食纤维，能防止便秘。芥蓝中还含有一种独特的苦味成分——奎宁，能抑制过度兴奋的体温中枢，起到消暑解热的作用。另外，多食芥蓝还能预防秋燥和感冒。中医认为，芥蓝有耗人真气的副作用。现代研究表明，久食芥蓝，会抑制性激素分泌。中医典籍《本草求原》就曾记

载，芥蓝"甘、辛，冷，耗气损血"。因此，吃芥蓝应适量，数量不要太多，次数也不要太频繁；阳痿患者不宜食用芥蓝。

**莲藕**

| 性味 | 生藕味甘，性寒；熟藕味甘，性温。归心、脾、胃经

| 功效 | 生藕消瘀清热、除烦解渴、止血健胃；熟藕补心生血、健脾开胃、滋养强壮、止泻

莲藕中含有黏液蛋白和膳食纤维，能与人体内胆酸盐、食物中的胆固醇及甘油三酯结合，使其从粪便中排出，从而减少脂类的吸收。莲藕散发出一种独特清香，还含有鞣质，有一定健脾止泻作用，能增进食欲，促进消化，开胃健中，益于胃纳不佳，食欲不振者恢复健康。藕中还含有丰富的单宁酸，具有收缩血管和止血的作用。瘀血、吐血、衄血、尿血、便血的人食用极为适合。

**绿豆**

| 性味 | 味甘，性寒。归心、胃经

| 功效 | 清热解毒、消暑利水

绿豆是我国传统豆类食物。李时珍在《本草纲目》中称绿豆"真

济世之良谷也"，说明绿豆在人们生活中的用途非常广泛、作用巨大。绿豆可用于痈肿疮毒，暑热烦渴、水肿、解毒等。用绿豆作枕头，可使眼睛清亮。"绿豆衣"，即绿豆皮，能清热解毒，还有消肿、散翳明目等作用。绿豆衣适量和鲜荷叶煮水，冷却后可作解暑凉茶，并可去痱子。绿豆配甘草煮汁饮服，可解痈肿疮毒和附子、巴豆毒。绿豆性属寒凉，平素脾虚胃寒、易泻者不宜食用。

**赤小豆**

|性味| 味甘、酸，性平。归心、小肠经
|功效| 利水除湿，和血排脓，消肿解毒

赤小豆，又称赤豆、红豆、红小豆等，用治水肿，脚气，黄疸，泻痢，便血，痈肿等。《本草经疏》云："凡水肿、胀满、泄泻，皆湿气伤脾所致，小豆健脾燥湿，故主下水肿胀满，止泄，利小便也。"红小豆煮粥食之，有健脾胃、利水湿的作用。凡脾虚不运、腹水胀满、小便不利、黄疸、泻痢者，皆可食之。红豆中含有大量的纤维，可润肠通便、降血脂、调节血糖、健美减肥等。古籍中有用赤豆与鲤鱼煮烂食用，对于改善孕妇怀孕后期产生的水肿，有很大的帮助。另红豆含有丰富的蛋白质、微量元素等，有利于增强机体的免疫功能，提高抗病能力。赤豆的主要食疗作用是利尿，所以中医主张盐与赤豆不可同食。因为盐可促使体内水液潴留，赤豆如果加上盐，其药物作用就会减低。

**西瓜**　│性味│味甘，性寒。归心、胃、膀胱经
　　　　│功效│清热解暑，除烦止渴，利小便

西瓜，又称寒瓜、水瓜，对中暑烦渴、热病津伤、咽喉肿痛、口疮、小便不利等均有治疗作用。《日用本草》云："消暑热，解烦渴，宽中下气，利小水，治血痢。"《滇南本草》载："治一切热症，痰涌气滞。"新鲜的西瓜汁和鲜嫩的瓜皮还可增加皮肤弹性，减少皱纹，增添皮肤光泽。西瓜是生冷之物，食用过量易伤脾胃。脾胃虚寒、消化不良、大便溏泄者尤应少吃，否则会积寒助湿，导致腹胀腹泻、食欲下降等。西瓜所含的大量水分还会冲淡胃液，引起消化不良和胃肠道抵抗力下降。吃冷藏时间较长的西瓜更容易伤脾胃，故应禁食。

**鸭肉**　│性味│味甘、咸，性平。归肺、胃、肾经
　　　　│功效│滋养肺胃、健脾利水

主治肺胃阴虚，干咳少痰，骨蒸潮热，口干口渴，消瘦乏力等。鸭肉富含蛋白质、脂肪、糖类、多种维生素等，历来是滋补上品。一般人群均可食用。

| 鲫鱼 | ｜性味｜味甘，性平。归脾、胃、大肠经 |
| | ｜功效｜健脾利湿、和中开胃、活血通络、温中下气 |

　　鲫鱼对脾胃虚弱、水肿、溃疡等有很好的滋补食疗作用；产后妇女炖食鲫鱼汤，可补虚通乳。鲫鱼含有全面而优质的蛋白质，且含脂肪少，所以吃起来鲜嫩又不肥腻，非常适合既想美容又怕肥腻的女性食用。蒸、煮食用鲫鱼最有补益作用，但"外感邪盛时勿食，嫌其补也"。另外需要注意的是阳盛体质和素有内热者也不宜食之，因鲫鱼多食易动火。

# 湿热体质调理食谱

## 泥鳅炖豆腐

原料　泥鳅500克，豆腐250克，盐3克。

做法　将泥鳅去腮及内脏，洗净；豆腐切块；泥鳅入锅，加盐、清水适量，置武火上，炖至五成熟时，加入豆腐，再炖至泥鳅熟烂即可。

**功效**　清热利湿。

## 绿豆藕

**原料**　藕一截，绿豆50克，食盐少许。

**做法**　鲜藕去皮洗净，绿豆用清水浸泡后取出，装入藕孔内，加入清水炖至熟透，同时加入食盐调味。将熟透的藕取出切片装盘即可食用。

**功效**　清热利湿。

## 凉拌马齿苋

**原料**　新鲜马齿苋100克，酱油、麻油各适量。

**做法**　将马齿苋清水洗净，切断，用少许酱油、麻油拌匀食用。

**功效**　清热利湿，解毒消肿。

## 酒炒螺蛳

**原料**　螺蛳1000克，白酒、素油各适量。

**做法**　螺蛳用清水放养，去尾备用。素油倒入砂锅烧热，放入螺蛳翻炒，再加酒、清水，炒熟即成。用针挑肉，蘸佐料进食。并食炒螺蛳汤汁。

**功效**　清热利水。

# 家常保健药膳推荐

## 玉米赤豆粥

原料　玉米100克，赤豆50克，金橘饼50克，冰糖适量。

做法　把赤豆、玉米去杂质，淘洗干净；金橘饼切成碎粒备用。然后在锅内添适量清水，倒入赤豆、玉米，旺火烧沸后用勺搅动几下，转用小火熬30分钟，待赤豆和米粒呈开花状，加入金橘饼、冰糖熬成粥即成。

**功效** 清热利湿。

## 百合薏苡仁粥

原料　薏苡仁50克，百合30克，蜂蜜适量。

做法　将薏苡仁洗净放入锅中加入500毫升清水，用大火煮沸。然后放入百合，用小火煮20分钟，加入蜂蜜即成。

**功效** 健脾益胃，润肺养心，除湿润燥。

## 绿豆粥

原料　绿豆50克，薏苡仁30克，苦杏仁10克，粳米100克。

做法　将绿豆、薏苡仁、苦杏仁和粳米洗净后同放入锅中煮成粥即可食用。

**功效** 清热利湿，宣通三焦。

## 扁豆薏米粥

**原料**　扁豆60克，薏苡仁60克。

**做法**　将扁豆、薏苡仁加水煮成粥。早晚2次服食。

**功效**　健脾，清暑，利湿。

## 马齿苋粥

**原料**　鲜马齿苋100克，粳米50克，精盐、葱花、植物油各适量。

**做法**　将马齿苋去杂洗净，入沸水锅内焯一下，漂去黏液，切碎。油锅烧热，放入葱花煸香，放入马齿苋、精盐炒至入味，出锅待用。将粳米淘洗干净，放入锅内，加入适量水煮熟，放入马齿苋煮至成粥，出锅即成。

**功效**　健脾胃，清热毒。

## 黄瓜祛湿汤

**原料**　老黄瓜800克，陈皮25克，粳米25克，鸭肾2个，清水适量。

**做法**　老黄瓜去皮、瓤，切大块；陈皮略浸泡，洗净；鸭肾洗净、焯水，切片；粳米淘洗干净。砂锅加清水，放入老黄瓜、陈皮、粳米、鸭肾，先猛火煲开，然后转小火煲2小时，调味饮用即可。

**功效**　清热祛湿。

## 车前马齿蛋花汤

原料 车前草15克，马齿苋50克，鸡蛋1个，盐适量。

做法 车前草和马齿苋榨汁备用，锅中烧适量热水，烧开后打入鸡蛋，然后放入菜汁、盐搅拌均匀，出锅即可。

**功效** 清热祛湿，解毒。

## 红豆陈皮汤

原料 红豆200克，陈皮5克，盐适量。

做法 用热水把陈皮浸软。将红豆浸泡半小时，加入500毫升清水煮沸。放入陈皮，用小火焖煮10分钟，调入少许盐即可。每日餐后食用。

**功效** 清热利湿。

## 白玉猪小肚汤

原料 白茅根60克，玉米须60克，红枣10枚，猪小肚500克，盐、生粉各适量。

做法 将猪小肚洗净切块，用盐、生粉拌擦，再冲洗干净。先放入开水锅煮15分钟，取出在清水中冲洗。红枣去核后，与白茅根、玉米须一起洗净，用清水稍浸泡片刻，再与猪小肚一起放入瓦罐内，加入清水8碗左右。大火煮沸后，改用小火煲2小时，可加入适量食盐和少量生油。

**功效** 清热祛湿消肿。

## 扁鹊三豆饮

原料　绿豆、赤小豆、黑豆各15克，甘草3克。

做法　上原料加水煎煮，至豆极熟，食豆饮汤，分2次用。

**功效**　清热利湿，解毒。

## 赤小豆鲫鱼汤

原料　赤小豆90克，鲫鱼1条。

做法　将赤小豆洗净，浸泡30分钟。鲫鱼去鳞和内脏，洗净，亦可放置锅内加生油稍煎片刻。然后一起入瓦煲加清水煲煎。

**功效**　健脾祛湿，利尿消肿。

## 冬瓜银耳羹

原料　冬瓜250克，银耳30克，味精、盐、高汤各适量。

做法　先将冬瓜去皮、瓤，切成片状；银耳用水泡发，洗净；锅放火上加油烧热，把冬瓜倒入煸炒片刻，加汤、盐，烧至冬瓜将熟时，加入银耳、味精调匀即成。

**功效**　清热生津，利尿消肿。

## 和中化湿汤

原料　木棉花30克，鸡蛋花30克，槐花30克，薏苡仁30克，瘦肉100

克，炒白扁豆30克，陈皮或砂仁12克。

做法　木棉花、鸡蛋花、槐花、薏苡仁、瘦肉、炒扁豆、陈皮或砂仁洗净一同放入砂煲中，加清水适量，用大火煲开，再转小火煲1小时即可。

**功效**　护脾胃，祛湿气。

## 绿豆银花汤

原料　绿豆100克，金银花20克。

做法　绿豆加水煮至豆熟后，放入金银花（纱布包）20克，一同煮沸。以汤色碧绿而不浑浊为佳。去金银花，食豆饮汤。

**功效**　清热祛湿除烦。

## 清热祛湿汤

原料　土茯苓250克，粉葛250克，赤小豆50克，白扁豆50克，陈皮半个，水8碗。

做法　土茯苓去皮切段，粉葛去皮切块，同其余材料一起放入煲内，水滚转慢火煲3小时即可。

**功效**　清热祛湿。

## 玉须泥鳅汤

原料　泥鳅300克，鸡胸脯肉150克，猪小排骨100克，玉米须15克，葱1根，生姜数片，盐、麻油各适量。

做法　将泥鳅剪开腹部，洗净，用沸水汆过后，捞起，沥干。将小排骨斩块，装入砂锅，上置泥鳅。玉米须用纱布扎紧，也置入砂锅内。放入姜、葱，加入适量沸水，用文火煲至五六成熟时，放入鸡肉丝，继续煲至熟烂为度。食用时除去姜、葱、玉米须，加入盐、麻油调味即可。

功效　祛湿，补中，益肾。

# 调理体质常用的药茶

## 荷叶茶

原料　荷叶10克，绿茶3克，冰糖12克。

做法　将上述原料用300毫升开水冲泡后饮用，冲饮至味淡。

功效　清暑利湿。

## 藿佩茶

原料　藿香5克，佩兰3克，绿茶3克。

做法　将上述药物用250毫升开水冲泡后饮用，冲饮至味淡。

功效　化湿辟秽，开胃醒脾。

## 泽茵茶

原料 泽泻5克，茵陈3克，滑石3克，绿茶3克。

做法 将上述药物用300毫升开水冲泡后饮用，冲饮至味淡。

**功效** 清热除湿。

## 车前茯苓茶

原料 车前子3克，茯苓3克，猪苓3克，人参2克，花茶3克。

做法 用350毫升水煎煮车前子、茯苓、猪苓、人参至水沸后，冲泡花茶饮用。也可直接冲饮。

**功效** 祛暑利水。

## 腹皮麦冬茶

原料 腹皮1克，麦冬3克，天花粉3克，茯苓3克，竹茹1.5克。

做法 将上述药物用300毫升开水冲泡后饮用，冲饮至味淡。

**功效** 清热化痰，理气化湿。

## 石车茶

原料 石韦5克，车前草3克，绿茶3克。

做法 将上述药物用250毫升开水冲泡后饮用，冲饮至味淡。

**功效** 清热利水。

# 湿热体质常见病对症食疗方

## 痤疮

痤疮是一种与皮脂代谢有关的毛囊皮脂腺单位的慢性炎症病变，因好发于青春期，所以俗称为"青春痘"。中医学认为，痤疮的病因为素体阳热偏盛，加上青春期生机旺盛，营血日渐偏热，血热外壅，气血瘀滞，瘀阻肌肤而发病；或因平时过食辛辣、肥甘厚味之品，肺胃积热，循经上熏，血随热行，上壅于胸、面所致。另经络中血气不和，外来湿邪、热邪损伤人体血脉，也可导致痤疮。

痤疮的基本损害为毛囊性丘疹，中央有一黑点，为黑头粉刺；周围色红，挤压有米粒样白色脂栓排出，另有无黑头、呈灰白色的小丘疹，为白头粉刺。粉刺进一步发展会演变成各种炎症性皮损，表现为炎性丘疹、脓疱、结节和囊肿。这些皮损还可融合形成大的炎性斑块和窦道等。炎症性皮损消退后常常遗留色素沉着、持久性红斑、凹陷性或肥厚性瘢痕。临床上往往同时存在油性皮脂溢出而并发头面部脂溢性皮炎，此时面部油腻发亮，还可出现成片的红斑，且覆盖上油性痂皮，常年不愈。发病部位以颜面为多，亦可见于胸背上部及肩胛处、颈后、臀部等处。可稍有瘙痒或疼痛。病程缠绵，往往此起彼伏，新疹不断继发，有的可迁延数年或十余年。

湿热体质所致痤疮的治疗原则主要是祛湿清热，常用的食疗方如下。

**荷叶绿豆茶**

原料　荷叶1张、绿豆90克，西洋参片9克，陈皮3克。

做法　上原料均洗净、沥干水分备用。锅中倒入1200毫升的水，先加入陈皮、绿豆、西洋参片煮1小时，最后加入荷叶，再煮20分钟即成。

功效　清热祛湿。

**绿豆薏苡仁汤**

原料　绿豆、薏苡仁各25克，山楂10克。

做法　以上原料均洗净，加清水500毫升，泡30分钟后煮开，沸几分钟后即停火，不要揭盖，焖15分钟即可。当茶饮。

功效　清热解毒。

## 口腔溃疡

口腔溃疡，又称口疮，是发生在口腔黏膜上的表浅性溃疡，大小可从米粒至黄豆大小，呈圆形或卵圆形，溃疡面为凹面，周围充血，可因刺激性食物引发疼痛，一般一至两个星期可以自愈。

萝卜
鲜藕汁

原料　生萝卜250克，鲜莲藕500克。

做法　将萝卜和藕用水洗净，于洁净器皿中捣碎烂，用消毒纱布双层绞取汁，每日数次取适量含于口中，片刻后咽下。

功效　清热利湿。

## 湿疹

湿热体质导致的湿疹，临床表现为起病较缓，局部皮损多为丘疹、丘疱疹及小水疱，皮肤轻度潮红，瘙痒不休，抓破后渗出液较多，伴有身倦微热，纳呆乏味，大便稀溏，小便短涩等。治疗宜清热利湿，祛风解毒。

绿豆百合
苡仁汤

原料　绿豆30克，百合30克，薏苡仁15克，芡实15克，怀山药15克，冰糖适量。

做法　将绿豆、百合、薏苡仁、芡实、怀山药一起下锅，加水适量，烂熟后，加冰糖即成。每日分2次服完，连服数日。

功效　清热解毒，健脾除湿。主治湿疹皮损不红，渗出较多，瘙痒不剧，舌苔腻者。

**茅根<br>苡仁粥**

原料　鲜茅根30克，生薏苡仁300克。

做法　先煮茅根20分钟后去渣留汁，纳生薏苡仁<br>　　　煮成粥。

功效　清热凉血，除湿利尿。主治湿疹湿热蕴结<br>　　　型，皮损潮红，丘疹、水疱广泛，尿赤者。

### 肥胖

肥胖的发生与先天禀赋，过食肥甘，劳作运动太少等多种因素有关。湿热体质之人脾的运化功能减退，不能很好地将水谷化生为精微物质，导致聚湿生痰，痰湿壅结，形成肥胖。

**三瓜皮**

原料　西瓜皮200克，冬瓜皮300克，黄瓜400克，<br>　　　食盐、味精各适量。

做法　将西瓜皮用工具刮掉外面蜡质的外皮；冬<br>　　　瓜也去掉外层毛质的外皮；黄瓜去瓤；三<br>　　　种瓜皮洗干净备用。烧开一锅沸水，倒入<br>　　　三瓜稍微焯一下，然后捞起来，切成条<br>　　　状放入碗中，加入食盐、味精腌制1~2小<br>　　　时，平日可以当作小菜吃。

功效　清湿热。

# 第七章

# 失眠忧郁的
# 气郁体质

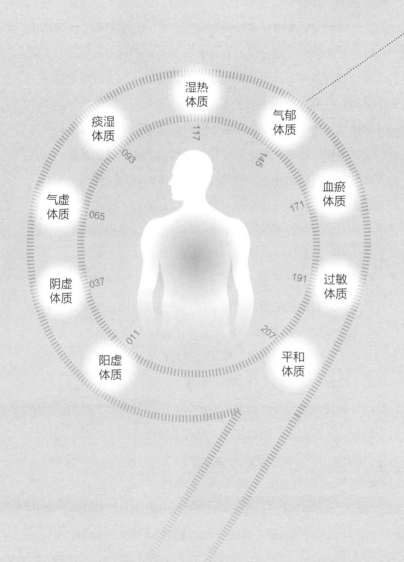

湿热
体质

痰湿
体质

117

气郁
体质

093

145

气虚
体质

065

血瘀
体质

171

阴虚
体质

037

191

过敏
体质

阳虚
体质

011

207

平和
体质

# 形成气郁体质的原因

中医认为，气是决定人生死的基本物质，是人体生命活动的根本和动力。人体的生长发育、脏腑经络组织器官的功能活动、血液的生成和运行以及津液的生成、输布和排泄，都必须依靠气的推动。人体内的气机只有有条不紊地发挥作用，人才能得以生存。气旺则健康，气衰则生病，气散人也就失去了生命。

气郁体质是由于长期情志不畅、气机郁滞而形成的以性格内向不稳定、忧郁脆弱、敏感多疑为主要特征的体质状态。气郁体质的形成是先天禀赋和后天因素相互作用的结果。后天因素如工作压力大，过度要求完美；幼年曾经历过比较大的不良生活事件，比如说单亲、寄人篱下、小时候自信心受到过打击等，都可以导致气机运行不畅，气聚结于体内时，便形成"气郁"。

气郁体质的形成与肝脏关系最为密切。肝为"将军之官"，主疏泄，其疏泄功能直接影响着气机的调畅。肝主疏泄的功能正常，人体才能较好地协调自身的精神、情志活动，表现为精神愉快、心情舒畅、理智灵敏；能够维持气血、津液的运行；有助于脾胃的升降和胆汁的分泌，以保持正常的消化、吸收功能。

肝性喜条达而恶抑郁，长期情志不畅，则易导致肝失疏泄。肝藏魂，心藏神，气郁化火，热扰神魂，则容易出现心慌、失眠；肝气郁结，气不行津，津聚为痰，或气郁化火，灼津为痰，肝气夹痰循经上行，搏结于咽喉，可见咽间多痰，咽喉不利；肝气郁结，郁久化火，使肝阴暗耗而阴虚阳亢，风阳升动，上扰清窍，则致头痛眩晕；气郁化火，耗伤气阴，则大便偏干；肝气横逆乘侮脾土，脾失健运则泄利不爽等。

# 气郁体质的易感病

　　气郁体质的人，多表现为面色黯青，性格内向，忧郁脆弱，敏感多疑，神情郁闷不舒，或者急躁易怒，对精神刺激适应能力较差；经常叹息或嗳气、呃逆，常伴随胀痛、疼痛部位走窜不定、矢气则舒的症状。这种体质的人易患以下几种病症。

## **1**　失眠

　　肝藏魂，心藏神，气郁化火，热扰神魂，则易失眠。气郁体质之人的失眠是不好治的。所谓"心病还要心药医"，此时吃镇静安神药效果都不太大。

## **2**　抑郁症

　　有些人之所以发展成为抑郁症，前面定会有一个背景——大多数是气郁体质。这一体质类型的人，如果加上一个负面的突发事件，他就可能变成一个抑郁症、焦虑症患者。

## **3**　乳腺增生

　　中医认为，七情过度，长期忧思忧虑，可致七情郁结，肝失条达，肝郁气滞，气机运行不畅，气血瘀滞于经脉，乳房脉络瘀阻而发为乳腺增生。气郁引起的乳腺增生的疼痛主要是胀痛。

## 4 月经不调

月经不调主要表现为月经周期紊乱。一般来说，月经周期乱，多数和肝有关。气郁体质的关键在肝。肝失疏泄，气乱血乱，冲任失司，血海蓄溢失常，遂致月经紊乱。

# 调养原则
## ——疏肝理气养血

肝有一项非常重要的功能，就是藏血。肝血储备丰富，才有能力支持肝气疏泄，让你的消化好，月经规律，情绪也比较平稳平和。如果肝血不足，会引起肝的疏泄不足，造成气的郁结。故气郁体质的养生原则首先是保养肝血，在肝血充足的基础上，进行疏肝理气。另外，要想让气郁的体质尽量向平和体质靠拢，还要把自己的心神情志调整好。中医养生，养神是第一位的。如果"神"调不好，内脏就不得安宁。气郁体质的人可以从饮食调控、日常起居、运动锻炼和情志控制等方面来补益肝血，疏肝理气。

# 调养方案

**1 饮食调理** >

气郁体质者在饮食调理方面要本着理气解郁、调理脾胃的原则选择食物，平时加强饮食调补，健脾养心安神；可少量饮酒，以活血通脉；多食一些能行气的食物，如萝卜、金橘、茴香等，少食收敛酸涩之物，如乌梅、泡菜、阳桃等，也要少食肥甘厚味的食物和冰冷食物，以免阻滞气机，气滞则血凝；睡前一定避免饮茶、咖啡和可可等具有提神醒脑作用的饮料。

**2 生活起居** >

气郁体质的人居住环境以周边树木花草较多为好，并且噪音少、安静；居室应空气流通，采光好；室内多布置绿色植物，也可以一些色调明快的颜色来装饰。平时多去户外呼吸新鲜空气，沐浴阳光。在居室内宜穿宽松服饰。由于这类人容易失眠，可以在睡觉前听听舒缓的音乐，或者做一些保健按摩来帮助睡眠。

**3 运动调养** >

气郁体质之人要尽可能多地增加户外活动，可根据自身情况坚持较大强度的运动锻炼，如跑步、登山、游泳、武术等，足够的运动量，能较好地调畅气血，增强自身体质，促进食欲及改善睡眠。若从调情志的角度出发，瑜伽等运动多是形神并练，形动而神静，可达动形而怡神的效果。强壮功、保健功、六字诀中的

"嘘"字功等气功功法，也有开郁导滞作用，练习时应着意加强呼吸吐纳的锻炼。另外，要多参加集体性的运动，解除自我封闭状态。多安排外出旅游，既欣赏了自然美景，又陶冶情操、舒畅了情志。

**4 情志方面** >　气郁体质的养生原则是行气解郁。气郁往往与肝气关系密切，因此特别要注意调畅情绪。性格较为内向、精神状态较为抑郁的人应培养自身积极进取的态度和拼搏精神，面对挫折坦然处之，胸襟开阔、开朗豁达，树立正确的名利观，知足常乐；主动寻找生活中的情趣，多看轻喜剧，多听轻音乐；多参加社会活动、集体文娱活动，经常与人沟通、表达自己的思想，结交知心朋友。

# 四季顺时养生要点

　　气郁体质之人多有情志不遂、气机不畅、胸腹两胁满闷等特点，应当借助天时，主动适时调养，防止久郁成疾。

　　春季是一个最好的借助自然之力来调理肝脏，消除郁结的黄金季节。气郁体质的人在春季一定要舒展形体，抒发情绪。春季大地万物复苏，阳气升发，生机勃勃，此时应当借此天时调畅情志，主动寻找伙伴外出踏青、游玩，避免独处，以免生郁气，有碍升发。春季昼夜温差较大，应注意顾护阳气，出门着衣当下厚上薄，起居作息应按计划早睡早起，饮食口味忌酸涩收敛之品。

夏季炎热，气郁体质之人应注意防止伤暑、中暑。气郁易化内热，耗伤津液，产生烦躁情绪。居室当通风凉爽，宜多做室内调养，如练瑜伽、打太极拳、下棋等。多食时令水果、蔬菜，如西瓜、西红柿、黄瓜等，忌辛辣酸涩，切莫贪凉，不可多食冰冷食品，寒性收引，以免加重气郁症状。

秋季天高气爽，应多做户外团体活动，如组织亲朋好友爬山，避免一人独处，产生忧郁、惆怅、悲凉情绪。宜早睡早起，加强体育锻炼，提倡协作性、技巧性运动，避免竞技比赛，与人争夺高下。秋季宜少辛增酸，要少吃一些葱、姜、蒜、韭菜、辣椒等辛味之品，以免伤及肺气；要多吃一些酸味的水果和蔬菜，可选择苹果、石榴、葡萄、芒果、柚子、柠檬、山楂等，以防秋燥。

冬季气郁体质者应注意饮食调补，宜进补疏肝理气、健脾养胃的食物。起居应定时，早睡晚起，保持较长的休息时间，使意志安静，人体潜伏的阳气不受干扰。坚持适当锻炼，但要注意做好充分的准备活动，锻炼后要及时擦干汗液，注意背部保暖。

## 不可不吃的理气食材

| 香菜 | ｜性味｜味辛，性温。归肺、脾经 |
| | ｜功效｜健胃消食、发汗透疹、利尿通便、祛风解毒 |

香菜，又名芫荽、胡荽。《本草纲目》称："胡荽，辛温香窜，内通心脾，外达四肢，能辟一切不正之气。"《嘉祐本草》中说："（香菜）消谷，治五脏，补不足，利大小肠，通小腹气，拔四肢热，止头痛……通心窍。"在实际生活中它确实具有芳香健胃、祛风解毒之功，能解表治感冒，还具有促进大肠蠕动、利尿等功能。香菜中含有许多挥发油，其特殊的香气就是由挥发油散发出来的。它能去除肉类的腥膻味，因此在一些菜肴中加些香菜，能起到去腥膻、增味道的独特功效。香菜中含维生素C的量比普通蔬菜高得多，一般人食用7～10克香菜叶就能满足人体对维生素C的需求；香菜中所含的胡萝卜素要比西红柿、菜豆、黄瓜等高出10倍多。一般人群均可食用，患风寒外感者、食欲不振者及小儿出麻疹者尤其适合。但腐烂、发黄的香菜不要食用，因为这样的香菜已没有了"香气"，没有养生作用，而且可能产生毒素。服用补药和中药白术、牡丹皮时，也不宜食用香菜，以免降低补药的疗效。

**大蒜**　|性味|味辛，性温。归脾、胃、肺经
|功效|温中健胃、消食理气、解毒杀虫

大蒜中含有一种叫"硫化丙烯"的辣素，是一种植物杀菌素，对病原菌和寄生虫都有良好的杀灭作用，具有预防流感、防止伤口感染、治疗感染性疾病和驱虫的功效。大蒜可有效抑制和杀死引起肠胃疾病的幽门螺杆菌等细菌，清除肠胃有毒物质，刺激胃肠黏膜，促进食欲，加速消化。大蒜可防止血管中的脂肪沉积，降低胆固醇，预防动脉硬化；显

著增加纤维蛋白溶解活性，抑制血小板的聚集，促使血管舒张，从而抑制血栓的形成。另外，大蒜还具有降血糖的作用。常食大蒜还能延缓衰老。大蒜能使胃酸分泌增多，而辣素有刺激作用，所以有胃肠道疾病特别是有十二指肠溃疡的人不宜吃大蒜。

| 金橘 | ┃性味┃味辛、甘、酸，性温。归肝、肺、脾、胃经 |
| | ┃功效┃理气解郁、消食醒脾、化痰利膈、醒酒 |

　　金橘的营养价值在柑橘果类中名列前茅，是人们喜爱的果品。主治气郁不舒，食滞纳呆，伤酒口渴，咳嗽咯痰等病症。金橘对高血压病、动脉硬化、冠心病等有一定的防治作用。金橘果实含丰富的维生素A，经常食用可预防色素沉淀，增加皮肤光泽与弹性，减缓皮肤松弛、起皱等。气郁体质者可于每天饭后半小时左右吃五六个金橘。金橘吃法很多，可榨汁、水煎、泡茶、浸酒，也可制成药膳、蜜饯、金橘饼等。作为食疗保健品，金橘蜜饯可以开胃，饮金橘汁能生津止渴，加萝卜汁、梨汁饮服能治咳嗽。

| 白萝卜 | ┃性味┃味甘、辛，性凉。归脾、胃、肺、大肠经 |
| | ┃功效┃清热生津、凉血止血、下气宽中、消食化滞、开胃健脾、顺气化痰 |

白萝卜，又名莱菔，主治肺痿、肺热、吐血、气胀、食滞、消化不良、痰多、大小便不通畅等。白萝卜在我国民间有"小人参"之美称，如"冬吃萝卜夏吃姜，不要医生开药方""吃着萝卜喝着茶，气得大夫满街爬"等谚语，说明白萝卜的药用价值极高。白萝卜可降低血脂，软化血管，有稳定血压、预防冠心病的作用。由于白萝卜有益胃行气之效，饭后睡前吃些白萝卜，可帮助消化，避免积食，促进睡眠。白萝卜中含有芥子油、淀粉酶和粗纤维，具有促进消化，增强食欲，加快胃肠蠕动的作用，有助于体内废物的排出，所以白萝卜是排毒养颜的佳品。白萝卜含有木质素，能提高巨噬细胞吞噬癌细胞的活力。此外，萝卜所含的多种酶，能分解致癌的亚硝胺，具有防癌作用。但萝卜中含有的消化酶不耐加热，故宜生食。白萝卜中维生素C的含量很高，而胡萝卜中则含有一种维生素C分解酶，可破坏白萝卜中的维生素C，所以二者最好不要同食。白萝卜一般人均可食用，但脾胃虚弱者，如大便稀者，应减少食用。另在服用参类滋补药时忌食本品，以免影响疗效。

| **荞麦** | \|性味\| 味甘，性凉。归脾、胃、大肠经 |
| | \|功效\| 健脾益气、开胃宽肠、下气消积 |

《食疗本草》说荞麦能"续精神……实肠胃，益气力"；《随息居饮食谱》说它能"开胃宽肠，益气力，御寒风"。可用于治疗绞肠痧，肠胃积滞，慢性泄泻，噤口痢疾，赤游丹毒，痈疽发背，瘰疬，汤火灼伤等。荞麦含有丰富的维生素B、E和膳食纤维，同时还含有芦丁（维生素P），它有降低胆固醇、增强血管壁弹性、韧性和致密性、扩

张冠状动脉、增加血流量等作用。它含有的烟酸成分能促进机体的新陈代谢，增强解毒能力，还具有扩张小血管的作用。荞麦粉中含有的一些矿物质，如镁、钾等，对心血管具有很好的保护作用。荞麦中的铬，更是一种理想的降糖物质，能增强胰岛素的活性，加速糖代谢，促进脂肪和蛋白质的合成。另荞麦中的某些黄酮成分还具有抗菌消炎、止咳平喘、祛痰的作用。因此，荞麦又有"消炎粮食"的美称。荞麦具有清理肠道沉积废物的作用，因此民间又称它为"净肠草"。一般人群均可食用，但脾胃虚寒、消化功能不佳、经常腹泻之人及体质敏感之人不宜食用。

**小茴香** | 性味 | 味辛，性温。归肝、肾、脾、胃经
| 功效 | 散寒止痛、理气和胃

小茴香可用于痛经、腰背冷痛、胃寒呕吐、脘腹胀痛、大便溏稀及疝气等症。小茴香所含挥发油能刺激胃肠神经血管，促进消化液分泌和胃肠蠕动，起到增进食欲，帮助消化的作用，故能排肠内积气。把小茴香炒热，装入布袋中温熨胃脘或小腹，对寒凝引起的胃痛、腹痛及痛经都有良好的止痛效果。现代药理研究表明，小茴香还有抗溃疡、镇痛、性激素样作用等。小茴香性燥热，较适合虚寒体质食之，每次食用的量也不宜过多。

**玫瑰花** |性味| 味甘、微苦，性温。归肝、脾经
|功效| 理气、活血

　　玫瑰花是我国传统的十大名花之一，也是世界四大切花之一，素有"花中皇后"之美称。《本草正义》中载："玫瑰花，香气最浓，清而不浊，和而不猛，柔肝醒胃，疏气活血，宣通窒滞而绝无辛温刚燥之弊，断推气分药之中，最有捷效而最驯良，芳香诸品，殆无其匹。"主治月经不调，跌打损伤，肝胃气痛，乳痈肿痛等症。用玫瑰花泡酒服，舒筋活血，可治关节疼痛。人们自古就用蒸馏的方法把玫瑰制成玫瑰纯露，气味芬芳，疗效显著。《本草纲目拾遗》说："（玫瑰露）气香而味淡，能和血，平肝养胃，宽胸散郁。"玫瑰花还可缓和情绪，平衡内分泌，美颜护肤等。孕妇应避免服用玫瑰花茶。

## 气郁体质调理食谱

### 香菜拌花生米

原料　香菜300克，熟花生米100克，姜末、盐、味精、香油各适量。

做法　将香菜择洗干净，放入沸水中焯一下，取出切成2厘米左右的段，放入盆内，加入花生米、姜末、盐、味精拌均匀，盛入

盘中，淋上香油即可。

> **功效** 调气补虚，养胃醒脾，滑肠润燥，养心安神。适用于气郁体质有头痛头晕、消化不良、食欲不振、大便秘结等症状者。

## 香砂糖

原料　香橼20克，砂仁12克，白砂糖500克，水适量。

做法　将白砂糖放在锅中，加水少许，以小火煎熬至稠厚时加入香橼粉、砂仁粉，调匀，再继续煎熬至铲挑起即成丝状而不粘手时，停火。将糖倒入表面抹过食用油的大搪瓷盘中，待稍冷却，将糖分割成条，再分割成小块即可。

**功效** 行气，开胃，健脾。

## 橘红糕

原料　橘红10克，米粉500克，白糖200克。

做法　橘红研细末，与白糖和匀为馅；米粉以水少许湿润，以橘红为馅做成糕，放蒸锅屉布上蒸熟；冷后压实，切成夹心方块米糕。

**功效** 燥湿化痰，理气健脾。

## 胡萝卜陈皮炒肉丝

原料　胡萝卜200克，陈皮10克，瘦猪肉100克。

做法　胡萝卜切丝，猪肉切丝后加盐、黄酒拌匀，陈皮浸泡至软切丝。先炒胡萝卜至成熟后出锅，再用油炒肉丝、陈皮3分钟，加入胡萝卜丝、少许盐、黄酒同炒至干，加水少量焖烧3~5分钟，撒入香葱即成。

**功效** 宽胸理气。

## 香苏炒双菇

**原料** 香附、枳壳各6克，紫苏叶10克，冬菇50克，鲜蘑菇100克，植物油、盐各适量。

**做法** 香附、紫苏叶、枳壳洗净，浸泡30分钟，入沸水煮15分钟，去渣存水备用；冬菇泡发，切丝；鲜蘑菇洗净，切丝；起油锅放入冬菇、鲜蘑菇炒透，加入药汁、盐适量，煮沸10分钟即可。

**功效** 疏肝顺气。

## 薄荷炒鸡丝

**原料** 鸡胸脯肉150克，鲜薄荷梗150克，葱5克，姜5克，植物油、水淀粉、花椒油、料酒、味精和盐各适量。

**做法** 将鸡胸脯肉洗净，切成丝，加适量水淀粉和盐搅拌均匀，腌制片刻备用。鲜薄荷梗洗净切成段备用。葱洗净切葱花，姜洗净切末备用。锅中加适量植物油，烧热后放入腌好的鸡丝，翻炒5分钟，盛出备用。锅中再加适量植物油，烧热后下葱花和姜末炝锅，香气四溢后倒入鸡丝和薄荷段，加适量料酒、味精和盐调味，翻炒片刻，最后淋入花椒油即可。

**功效**　疏肝理气，提神醒脑。

## 解郁理气鱼

原料　八月札30克，砂仁1.5克，黄花菜30克，鳊鱼500克，葱、姜、盐等各适量。

做法　八月札等煎煮30分钟后去渣取汁。鳊鱼去鳞及内脏，将黄花菜及鱼下锅并倒入药汁，加适量水，少许葱、姜、盐等作料共煮。熟后吃鱼喝汤。

**功效**　疏肝理气，健脾和胃，解郁宁神。

## 双花西米露

原料　西米50克，玫瑰花20克，茉莉花20克，白砂糖适量。

做法　玫瑰花、茉莉花以开水冲泡，备用；西米投入沸水中，以中小火煮至半透明，中间还留有一点白即可，约5～6分钟；滤去煮西米的热水；将半透明的西米倒入备好的玫瑰花、茉莉花水中，烧开，调入白糖适量即可。

**功效**　疏肝解郁。

# 家常保健药膳推荐

### 橘皮粥

原料　橘皮50克，粳米100克。

做法　将橘皮研细末备用。粳米淘洗干净，放入锅内，加清水，煮至粥将熟时，加入橘皮，再煮10分钟即成。

 理气运脾。适用于脘腹胀满、不思饮食者。气郁体质偏于气机郁滞在中焦引起肝胃不和者最适用。

### 茉莉花粥

原料　粳米100克，葡萄干10克，茉莉花15克，冰糖50克。

做法　糯米淘洗干净，用冷水浸泡3小时，捞出，沥干水分。葡萄干、茉莉花均洗净备用。锅中加入约1000毫升冷水，将糯米放入，用旺火煮至米粒开花，加入葡萄干、茉莉花和冰糖，继续煮至米烂粥稠，即可盛起食用。

 行气止痛，解郁散结。适用于纳呆、腹胀、恶心呕吐、胃脘隐痛者。女性在行经期间亦宜食用，尤其对痛经者更为适宜。

### 甘麦大枣粥

原料　小麦50克，大枣10克，甘草15克。

做法　先煎甘草，去渣，后入小麦及大枣，煮粥。空腹服用。

益气安神。适用于妇女脏躁，精神恍惚，时常悲伤欲哭，不能自持者，或失眠盗汗、舌红、脉细而数者。

## 香菜粥

原料　香菜50克，粳米50克，红糖适量。

做法　将粳米放入锅中，加入500毫升清水煮成稀粥。然后将香菜洗净切碎放入粥中，用小火煮沸。调入红糖，待温服食。

**功效** 消食下气，温中止痛，醒脾健胃。

## 山楂银耳汤

原料　山楂30克，银耳10克，冰糖30克。

做法　将银耳泡发洗净后，与山楂一起放入锅中。加入800毫升清水，用大火煮开，再用小火煮30分钟。放入冰糖，待冰糖化开后即可食用。

**功效** 健脾润肺，解郁理气，消食润肠。

## 干贝萝卜汤

原料　白萝卜1根（约400克），干贝2～4个，高汤5碗，陈酒、盐、白糖各适量，山慈菇粉少许。

做法　前一天晚上将干贝泡入水中，第二天早上洗净后用手撕开。白萝卜洗净、去皮，切成块或做成萝卜球。锅里放入高汤、白萝卜、干贝，用旺火煮开后改用文火煮20分钟，然后用陈酒、糖调味后再煮20分钟，待白萝卜变软后撒入山慈菇粉，搅均匀后即成。

**功效** 滋阴益气，和胃调中。

## 合欢金针解郁汤

**原料** 合欢皮（或花）15克，茯苓12克，郁金10克，浮小麦30克，百合15克，金针菜30克，红枣6个，猪瘦肉150克，生姜2片，食盐适量。

**做法** 以上原料洗净，稍浸泡，并把红枣去核；金针菜洗净浸泡，挤干水；猪瘦肉洗净，不必刀切。一起与生姜放进瓦煲内，加入清水2500毫升（约10碗量），武火煲沸后，改为文火煲约2小时，调入适量食盐便可。

**功效** 解郁忘忧，宁心安神。

## 苹果柠檬汁

**原料** 苹果1个，柠檬汁50毫升，凉开水适量。

**做法** 将苹果洗净，去皮及核，切成小块，放入榨汁机中，加入凉开水、柠檬汁搅打均匀，即可倒入杯中饮用。每日服2～3次，每次饮30～50毫升。

**功效** 行气健脾。适于气滞便秘、面容无华者饮用。

## 白萝卜汁

原料　白萝卜2000克，冰糖适量。

做法　白萝卜洗净切碎，用洁净纱布绞取汁液，加入冰糖即可。 每日3次，每次冷饮40克。

功效　宽中消食，清热凉血。适用于气郁质的抑郁症、失眠、慢性胃痛、梅核气等。

## 山楂瘦肉汤

原料　山楂40克，猪瘦肉100克，红枣10枚，生姜1小块，盐适量。

做法　将猪瘦肉切成小块后，用开水氽烫几分钟。将山楂、红枣、瘦肉块、生姜块放入锅中，加入清水，用大火煮沸，再用小火煲1小时，调入食盐即可。

功效　活血化瘀，理气解郁，消食化积，健脾和胃。

## 菊花鸡肝汤

原料　银耳15克，菊花10克，茉莉花24朵，鸡肝100克，料酒、姜汁、食盐各适量。

做法　将银耳洗净撕成小片，清水浸泡待用；将菊花和茉莉花用温水洗净；将鸡肝洗净，切薄片备用。将水烧沸，先入料酒、姜汁、食盐，随即下入银耳及鸡肝，烧沸，去浮沫，待鸡肝熟，调味，再入菊花、茉莉花稍沸即可。

功效　疏肝清热，健脾宁心。

## 香附牛肉汤

原料 牛肉100克，香附15克，盐适量。

做法 牛肉洗净，切成小块备用；香附洗净，切成片备用。将牛肉块和香附片放入砂锅里，加适量清水，文火熬煮1个小时，加适量盐调味即可。

**功效** 理气，解郁，补气血。

# 调理体质常用的药茶

## 柠檬茶

原料 柠檬若干，糖、蜂蜜各适量。

做法 先将柠檬洗净切片，加入糖拌均匀，密封后在冰箱内放置一晚。两片柠檬冲入1杯热水，冷却至常温加蜂蜜即可。

**功效** 疏肝，理气，解郁。

## 山楂茶

原料 山楂片7～10克。

做法 将干山楂片放入杯中，用200毫升开水冲泡5分钟后即可饮用，可冲服2～3次。

功效 化痰行气，活血化瘀。

### 理气绿茶

原料 绿萼梅、绿茶各6克。

做法 以上2味用沸水冲泡5分钟即可。不拘时温服。

功效 疏肝理气，和胃止痛。

### 清热理气茶

原料 玫瑰花9克，霜桑叶9克，炒谷芽9克，橘红6克，炒枳壳3克，鲜芦根90克，炒建曲6克。

做法 以上7味共研粗末，加水煎煮，去渣取汁。代茶饮用。

功效 理气清热。

### 金橘柠檬茶

原料 金橘5个，红茶包1包，柠檬汁、蜂蜜各适量。

做法 以200毫升开水冲泡红茶，将金橘洗净对切成两半放入茶中，然后加入蜂蜜和柠檬汁搅拌均匀即可。

功效 疏肝解郁，清热润燥，健脾养胃。适用于气郁体质症见不欲饮食、腹胀嗳气、烦躁胸闷者。

## 乌梅玫瑰茶

原料　乌梅3～5颗，干玫瑰花适量，袋装红茶。

做法　乌梅洗净，加适量水，大火煮约5分钟，冲入加了适量干玫瑰花、袋装红茶的杯中，略焖几分钟，丢弃茶袋后直接饮用即可。

**功效**　生津止渴，理气解郁，和血散瘀。

## 橘络理气茶

原料　橘络5克，玫瑰花3克，绿茶2克。

做法　把橘络、玫瑰花洗净，沥干，与绿茶同入杯中，用沸水冲泡，加盖焖10分钟即可饮用。

**功效**　疏肝理气解郁。

## 盐渍金橘茶

原料　金橘500克，盐100克，白糖适量。

做法　将金橘洗净，置于阳光下晒至皮软后放入瓶中，撒入盐，拌均匀，密封静置3～6个月。每次取盐渍金橘3～5个，将表面盐粒洗去后捣烂，放入杯中，加入适量白糖，用开水焖泡10分钟即可饮用。

**功效**　疏肝解郁，理气化痰，止咳和胃。适用于气郁体质症见不欲饮食、腹胀嗳气、咳嗽、痰多者。

## 党参红茶饮

原料　红茶、厚朴、橘络各3克，党参6克。

做法　上述各味材料制为粗末，入茶壶内，用沸水冲泡即可。代茶饮。

功效　疏肝理气，解郁化痰。

## 调理体质常用的药酒

### 金橘酒

原料　金橘500克，蜂蜜100克，白酒1000毫升。

做法　将金橘洗净对切成两半，放入瓶中，倒入蜂蜜和白酒，摇匀后密封起来，浸泡1个月。每次取20～30毫升饮用。

功效　活血化瘀，疏肝理气，开胃健脾。适用于气郁体质症见胃脘刺痛、胸闷胁痛者。

### 茴香酒

原料　小茴香、青皮各15克，黄酒250毫升。

做法　将前2味洗净，切碎。置容器中，加入黄酒，密封，浸泡3～5天后过滤去渣即成。每次服15～30毫升，每日2次。

功效　疏肝理气。

## 橘叶皮酒

原料　橘叶、青皮、橘核各15克，黄酒150克。

做法　将以上原料切碎，放锅中，加入黄酒和同量的水，煎煮200毫升，去渣，分为2份。每天服2次，每次1份。

**功效**　疏肝理气，化痰通络，止痛。

## 金橘煮红酒

原料　金橘5个，葡萄酒100毫升。

做法　金橘洗净后用开水煮3分钟，待凉后用牙签在金橘上扎几个小洞。然后把金橘放入煮沸的葡萄酒中，用小火煮30分钟即可。

**功效**　温经活血，疏肝理气，消食导滞，健脾和胃。适用于气郁体质症见消化不良、月经不调、便秘者。

# 气郁体质常见病对症食疗方

### 抑郁症

　　抑郁指以心境低落为主的精神状态。常伴有各种症状，如情绪消沉，或焦虑、烦躁、坐立不安；对日常活动丧失兴趣，丧失愉快感，整日愁眉苦脸，忧心忡忡；不但精力减退，常常感到持续性疲乏，严重者还易产生轻生的念头。也有患者表现为精神运动迟缓，联想困难，言语减少，语音低沉，行动缓慢。抑郁是许多疾病的主要或重要表现。中医认为情感所伤可使肝失条达，气郁不舒，郁久可致抑郁症。此时应及时就医，避免延误病情。可在医生指导下配合食疗改善病情。

**玫瑰菊花茶**

原料　玫瑰花6克，菊花6克。

做法　开水冲饮。

功效　疏肝解郁。

**莲子芡实粥**

原料　莲子、芡实、大米各适量。

做法　把莲子、芡实、大米过水洗净，放入锅中，加入适量水，一起温火熬制。待开锅后变小火，再熬一会儿。煮粥时水要多放一些，不要使粥过稠。

功效　养心安神。

## 失眠

失眠是指无法入睡或无法保持睡眠状态，中医学又称其为不寐、不得眠、不得卧、目不瞑，是以经常不能获得正常睡眠为特征的一种病症。

肝藏魂，心藏神，气郁体质的人，或因肝气郁结，化火扰神而至失眠，或因肝失疏泄，气机紊乱，肝不藏魂而至不寐。

**合金
莲子汤**

原料　合欢皮10克，金针菜20克，莲子20克，冰糖10克。

做法　将合欢皮水煎取汁后，与金针菜、莲子放入锅中，加适量水烧开，改小火煮20分钟，加入冰糖，续煮至熟即可。

功效　解郁安神，可缓解失眠、多梦。

# 第八章

# 血脉不畅的
# 血瘀体质

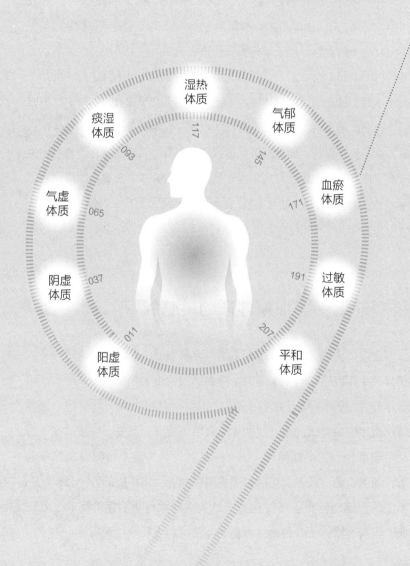

湿热
体质

117

痰湿
体质

093

气郁
体质

145

血瘀
体质

171

气虚
体质

065

阴虚
体质

037

过敏
体质

191

阳虚
体质

011

平和
体质

207

## 形成血瘀体质的原因

血瘀体质的形成与先天遗传及后天多种因素有关，是先天和后天相互作用的结果。先天因素是血瘀体质形成的基础，包括遗传或怀孕期间护养不当。后天因素则是形成血瘀体质的重要原因。肝主疏泄，性喜条达，最伤肝的就是七情长期不调，尤其是抑郁，导致气机不舒，肝气郁结，血行不畅，就会形成血瘀体质。严重的创伤也会形成血瘀体质。生病时间太长，久治不愈，终日药不离口，也比较容易夹杂瘀血。一是久病入络，二是长期服药，加重肝脏负担或直接伤肝。长期在寒冷的环境中生活或工作，虽然主要会促成阳虚体质，但也会夹杂有瘀血，因血遇寒则凝。另外，久坐上网、饮食不当、血运失温也都是形成血瘀体质的原因。

## 血瘀体质的易感病

血瘀体质的人，血液运行不畅，容易瘀滞。青少年时期可与常人无异，中年以后逐渐出现或因血液黏稠或脉道欠顺畅而导致的血液运行不畅。"通则不痛，痛则不通"，因此，血瘀体质一旦得病，很容易出现疼痛的症状，而且这种疼痛有以下特点：刺痛、位置固定，活动后会减轻，越不动越痛，遇寒吹风时以及情志不畅时会发作或加重，如偏头痛、痛经、胃痛、颈肩腰腿痛等。该体质的人一旦得病，不及时正确治疗很容易转化为慢性病症，对药物治疗的反应会差一些。因为血瘀体质者的血络不畅通，使得药力较难达到病所。

## 1　黄褐斑

中医治疗黄褐斑最常用的方子大概就是桃红四物汤了。桃红四物汤的主要作用就是补血活血化瘀。血瘀体质的女性易患痛经、子宫肌瘤、乳腺增生等，如果年轻时痛经，又有子宫肌瘤或乳腺增生，那么脸上通常都会有斑。

## 2　消瘦

体质性消瘦的原因之一就是瘀血不去，新血不生，营养在最细的脉络处被阻塞，不能被吸收，所以吃不胖。血瘀体质消瘦之人要想增肥，须用活血化瘀之品最好。

## 3　痤疮

血瘀体质的痤疮皮损以暗紫色的丘疹或结节为主，由于难以透脓，会在面部停留很长时间，也容易遗留暗疮印、色素沉着，很难消散。

## 4　肥胖并发症

如果肥胖，尤其中度以上的肥胖夹杂有瘀血的话，肥胖的并发症会出现得比较早，如糖尿病、高血压病、冠心病等。

# 调养方案

## ① 饮食调节

血瘀体质的人具有血行不畅或瘀血内阻的体质状态，饮食上宜多吃一些行气活血化瘀、疏通经络、养阴理气的食物，如山楂、醋、玫瑰花、金橘、番木瓜、蘑菇等。忌吃或少吃肥甘厚味、过辣过甜、过于寒凉的食物；少喝刺激性饮料如咖啡、浓茶，但可以喝红糖水，也可少量饮用红酒、米酒等。

## ② 运动调理

多做有益于血脉通畅的活动，如太极拳、八段锦、健美操、长寿功、保健按摩术等，以全身各部都能活动、助气血运行为原则。

## ③ 精神调养

典型的血瘀体质，尤其是女性，绝大多数是情志不展、内心不敞亮。所以，精神调养对于血瘀体质非常重要。父母从小对孩子要培养一种良好的性格、心态，培养乐观的情绪，还要注意培养兴趣爱好。如果兴趣爱好比较广泛的话，气就不容易郁结，就不会钻牛角尖。精神愉快则气血和畅，营卫流通，有利血瘀体质的改善。反之，苦闷、忧郁则可加重血瘀倾向。

④　经络调养

改善瘀血体质常用的穴位有肝俞、膈俞、委中、太冲、合谷、血海、三阴交等。如果是妇科方面的问题，常用的穴位为太冲、五枢、维道、血海、三阴交、合谷等。如果是心胸肝胆的慢性病，可用膈俞、肝俞、内关、期门、日月、曲泉等穴位。

# 四季顺时养生要点

血瘀体质之人血液运行不畅的状态多与气有关，或因寒凝，或因热结，或因外伤，或因气滞。气为血之帅，气行则血行。

对血瘀体质的人来说，四季保养的关键季节是春天。春天阳气升发，肝脏登上生命舞台唱主角，春季调养应借天时之利，调畅气机。可早睡早起，常做室外运动，尤宜晨起锻炼，深呼深吸，舒展筋骨，扩胸摩腹。春季宜沐浴，但应注意保暖，切勿突然大量去掉衣被，以免感寒加重血瘀。饮食可用辛辣宣发的食品，但不宜太过以免伤津耗气，多饮温水，可在医生指导下适时服用行气活血的中药。

夏季血瘀体质之人应借气候炎热之天时，温散气血之瘀滞。早晚多做户外运动，但应避免正午阳光暴晒，宜多出汗，及时补充水液；切莫贪图冷饮、生鲜、酸收之品以免加重血瘀倾向；早睡早起，夜间防止当风感寒，不宜直接卧于凉席或坐冰冷台阶之上。

秋季干燥寒凉，血瘀体质者适宜进补温散活血的食物，也可适当服用辛辣之品，但应避免太过，恐温燥伤津；也可进补健脾益气、温润滋阴之品，以应秋时凉燥的气候特点，改善皮肤毛发干燥的状态。可多食粥，《医学入门》云："盖晨起食粥，推陈致新，利膈养胃，生津液，令人一日清爽，所补不小。"血瘀体质之人可根据自己的实际情况食用。秋季适宜户外锻炼，但应注意适时增减衣物。同时加强人际交流，避免独处。

冬季血瘀体质之人应当防止受寒，居室向阳为佳，温度适宜偏暖，衣着密实，多做室内运动，可常用热水沐浴周身，增进气血运行，天气晴好时可于户外接受阳光照射，呼吸新鲜空气。早睡晚起，宜常用温补的食物，可适当选用羊肉、韭菜、桂圆、木耳、栗子、核桃等食物，也可适当饮黄酒等，忌食生冷、反季水果和酸涩食品，以免感寒收涩，加重瘀血倾向。

## 不可不吃的活血化瘀食材

**茄子** | 性味 | 味甘，性凉。归脾、胃、大肠经
| 功效 | 活血散瘀、清热解毒

茄子，两广人称为矮瓜，能辅助治疗肠风下血、热毒疮疡、皮肤溃烂等症，民间也有夏季食茄子能清火之说。《随息居饮食谱》载："（茄子）活血，止痛，消痈，杀虫，已疟，癥瘕诸病。"茄子可软化微细血管，防止小血管出血，对高血压病、动脉硬化、咯血、紫癜

（皮下出血、瘀血）及坏血病均有一定的防治作用，对内痔便血也有很好的疗效。茄子含有维生素E，有抗衰老功能。另外，茄子可使血液中胆固醇水平不致增高，这对延缓人体衰老同样具有积极的意义。茄子含丰富的维生素P，可增强人体细胞间的黏着力，增强毛细血管的弹性，减低毛细血管的脆性及通透性，防止微血管破裂出血，使心血管保持正常的功能。茄子还含磷、钙、钾等矿物质和胆碱、胡卢巴碱、水苏碱、龙葵碱等多种生物碱。龙葵碱对抑制消化道肿瘤细胞的增殖有一定的作用。茄子性凉，脾胃虚寒、体弱、便溏、哮喘者不宜多食。另外，手术前不宜吃茄子。

## 山楂

| 性味 | 味酸、甘，性微温。归脾、胃、肝经
| 功效 | 健脾消积、行气散结、活血化瘀

山楂，又名山里红，治肉积，癥瘕，痰饮，痞满，吞酸，泻痢，肠风，腰痛，疝气，产后恶露不尽，小儿乳食停滞等。《本草经疏》中说："（山楂）长于化饮食，健脾胃，行结气，消瘀血。"《本草纲目》载："消食积，补脾，治小肠疝气。"《日用本草》云："化食积，行结气，健胃宽膈，消血痞气块。"山楂中含有的三萜类及黄酮类成分具有显著的扩张血管及降血压作用。常吃山楂还能增强心肌收缩力、抗心律不齐、降胆固醇等。山楂中含有牡荆素类化合物，可起到辅助抗癌的作用。山楂有促进子宫收缩的作用，在孕妇临产时有催生之效，并能促进产后子宫复原。山楂还有抗氧化、防衰老、增强机体的免疫力等作用。山楂中维生素的含量极高，此外胡萝卜素和钙、铁的含量也很高。《医学衷中参西录》中说，山楂佐以味甘的药物，药

性平和，可活血化瘀而不对新血造成损伤，开郁结之气而不损伤正气。因此，在日常生活中，可将山楂制作成各种药膳来食用。多食山楂对牙齿不利，故不可贪吃山楂，食用后还要注意及时漱口。

**黑豆**

|性味| 味甘，性平。归脾、肾经
|功效| 活血、利水、祛风、解毒

黑豆可用于水肿胀满、风毒脚气、黄疸浮肿、风痹痉挛、口噤、痈肿疮毒等症。黑豆是典型的高蛋白食物，含有18种氨基酸，特别是人体必需的8种氨基酸。还含有19种油酸，其不饱和脂肪酸含量达80%，吸收率极高。黑豆含有丰富的维生素B、E，有美容养颜的功效。黑豆中的异黄酮是一种植物性雌激素，能有效抑制乳腺癌、前列腺癌和结肠癌，对防治中老年骨质疏松也很有帮助。黑豆乃肾之谷，故肾虚的人食用黑豆可以有效地缓解尿频、腰酸、女性白带异常及下腹冷等症状。

**番木瓜**

|性味| 味甘，性平
|功效| 健胃消食，滋补催乳，舒筋通络

番木瓜，又名木瓜、万寿果，用于脾胃虚弱，食欲不振，乳汁缺少，风湿关节疼痛，肢体麻木，胃、十二指肠溃疡疼痛等。《食物本

草》载："（番木瓜）主利气，散滞血，疗心痛，解热郁。"番木瓜是一种营养价值极高的水果，有"百益之果""水果之皇""万寿瓜"之雅称，是岭南四大名果之一，含丰富的木瓜蛋白酶、凝乳蛋白酶、胡萝卜素等，并富含多种氨基酸，堪称"果中珍品"。木瓜中的蛋白酶能帮助消化蛋白质，可用于慢性消化不良及胃炎等。一般人群均可食用，但孕妇、过敏体质人士忌食。

| **黑木耳** | |性味| 味甘，性平。归胃、大肠经 |
| | |功效| 凉血止血、益气补虚、滋阴润肺、补脑强志、和血养荣 |

　　木耳生于桑、槐、楮、榆、柳等朽木上，黑褐色，形似人耳，故俗称黑木耳。黑木耳为滋补佳品，营养丰富，能养血驻颜，令人肌肤红润、容光焕发，并可防治缺铁性贫血。黑木耳对胆结石、肾结石等内源性异物也有比较显著的化解功能。黑木耳中含有能够抑制血小板聚集的成分，可降低血液黏度，防止血栓形成，使血液流动畅通。黑木耳含有抗肿瘤活性物质，能增强机体免疫力，经常食用可防癌抗癌。黑木耳还对崩中漏下、痔疮出血、高血压病、动脉硬化、高脂血症、糖尿病等有防治效果。本品富含膳食纤维，因此容易腹泻、消化功能差及脾胃虚寒的人，要少吃木耳，否则可能会引起胃肠胀气、腹泻等不适症状。

# 血瘀体质调理食谱

## 鲜藕炒木耳

原料　鲜藕250克，黑木耳（干）10克。

做法　鲜藕洗净连节切片，稍微炒一下，放入用温水泡软的黑木耳，放入少许调料，略微翻炒即可。

 补脾开胃，益气补虚，止血散瘀和血。适用于气血亏虚、干咳少痰、痰中带血、产后调养者。

## 猪肉炒山楂

原料　猪肉（瘦）750克，山楂25克，姜3克，大葱3克，黄酒5克，花椒1克，白砂糖15克，盐、植物油各适量。

做法　先将山楂放入锅中，加水2000毫升煮制，烧沸后加入猪肉，将肉煮至七成熟捞出待凉，切成1寸长条，浸在用酱油、黄酒、葱（切末）、姜（切末）、花椒调成的汁中，1小时以后沥干。炒锅内放适量植物油，用文火烧热，放肉条炒至肉色微黄时，用漏勺捞出，沥去油，再将煮锅内的山楂放油锅内略翻炒，再将肉条放入同炒，加盐、白糖，用文火收干汤汁，即起锅装盘。佐餐食用。

功效 活血化瘀。

## 姜汁藕片

原料　藕300克，生姜、酱油、醋、味精各适量。

做法　生姜切末，加酱油、醋、味精调匀，藕切片焯水，捞出后与姜汁拌匀即可食用。

功效　散寒祛瘀。适用于血瘀体质女性症见月经不调、经少有块、满腹疼痛者。

## 山楂红糖包

原料　山楂10克，面粉、红糖各适量。

做法　将山楂与红糖研磨成馅，用面粉和面做成包子，蒸熟即可。

功效　活血化瘀，化饮食，消肉积。适用于痰饮、痞满、吞酸等。

禁忌　山楂红糖包虽然对于血瘀体质的人来说是种不错的选择，但胃酸过多者不宜食用。

## 田七乌鸡煲

原料　乌骨鸡600克，三七6克，盐适量。

做法　乌鸡洗净切块，三七洗净切片，同放入锅中，加适量水，用大火煨煮，待鸡块熟烂后加盐调味即可。

功效　止血散瘀，消肿定痛。

## 葱姜炒螃蟹

**原料**　螃蟹500克，大葱150克，姜25克，大蒜5克，黄酒15克，酱油10克，淀粉5克，白砂糖3克，香油2克，猪油（炼制）75克，盐5克，胡椒粉1克。

**做法**　把螃蟹腹部朝上放菜墩上，用刀按脐甲的中线剁开，揭去蟹盖，刮掉鳃，洗净，再剁去螯，每个螯都切成两段，再用刀拍破螯壳，然后将每个半蟹身再各切为四块，每块各带一爪，待用；葱切段，姜切丝，蒜剁泥，淀粉加水调成湿淀粉，备用；把炒锅用武火烧热，下猪油，烧至六成热，放下葱段，翻炒后，把葱段捞出；炒锅内略留油底，上灶爆炒姜丝、蒜泥和炸过的葱段，待出香味，下蟹块炒匀；倒入黄酒、酱油，加盖略烧，至锅内水分将干时，加入盐、糖、香油、胡椒粉等炒匀，用湿淀粉勾芡，便可出锅。

**功效**　滋阴清热，活血化瘀。

# 家常保健药膳推荐

## 桃仁粥

**原料**　桃仁、生地黄各10克，粳米100克，桂心粉2克，红糖50克。

**做法**　桃仁浸泡后去皮弃尖，与生地黄同洗净后加入适量冷水，武火煮沸，改文火慢熬。30分钟后，除去药渣，将粳米洗净加入药汁中煮粥。粥熟后加入桂心粉、红糖。粥的稀稠可根据个人喜好掌握。每次食1小碗，每天2～3次。该粥颜色红亮，米烂出油，香甜可口，口感滑利。

**功效**　祛瘀通经，活血止痛，滋养脾胃。

## 山楂内金粥

原料　山楂片15克，鸡内金10克，粳米50克。

做法　山楂片于锅内小火炒至焦黄备用；鸡内金用温水洗净，烘干研成细末备用；粳米淘净，与焦山楂、鸡内金末共入砂锅中，小火煮粥30分钟即可。

**功效**　化瘀血，行气结。

## 黑豆川芎粥

原料　川芎10克，黑豆25克，粳米50克，红糖适量。

做法　川芎用纱布包裹，与黑豆、粳米一起加水煮熟，加适量红糖，分次温服。

**功效**　活血祛瘀，行气止痛。

## 益母瘦肉汤

原料　猪肉（瘦）320克，益母草40克，蜜枣60克。

做法　猪瘦肉洗净。将全部瘦肉、益母草、蜜枣放入锅内加水3碗，煲2小时，即可饮用。

**功效**　活血调经。

## 山楂红糖汤

原料　山楂60克，红糖适量。

做法　山楂冲洗干净，去核打碎，放入锅中，加清水煮约20分钟，
　　　调以红糖服用。

**功效**　活血散瘀，通经止痛。适用于血瘀体质，产妇恶露不尽、
　　　腹肿疼痛等。

## 当归田七乌鸡汤

原料　乌鸡1只，当归15克，三七5克，生姜1块，盐适量。

做法　先将当归和三七放进清水中浸泡清洗，然后将乌鸡装入一个
　　　合适的容器里，再将洗好的当归、三七、生姜一起码放在乌
　　　鸡上，加入适量的盐，再倒入一些清水，注意清水一定要没
　　　过乌鸡，盖上盖；等把锅烧开之后，上锅隔水蒸，大火蒸3个
　　　小时，鸡肉烂熟之后，即可食用。

**功效**　活血化瘀。适用于调理和改善血瘀体质。

## 生姜红糖汤

原料　生姜150克，红糖60克。

做法　生姜连皮用水洗净，拍粒；姜与红糖一起放入瓦煲，加适量
　　　水，猛火煲至滚；改用慢火续煲45分钟，即可趁热饮用。

**功效**　祛风散寒，活血祛瘀。

# 调理体质常用的药茶

## 玫瑰花茶

原料　玫瑰花10克。

做法　用沸水浸泡玫瑰花后，代茶饮。也可根据个人的口味，调入冰糖或蜂蜜，以减少玫瑰花的涩味。

**功效**　理气解郁，活血散瘀。

## 川芎茶

原料　川芎5克，花茶3克。

做法　用川芎的煎煮液泡茶饮用，冲饮至味淡。

**功效**　活血止痛，行气开郁，祛风燥湿。

## 益母草茶

原料　益母草10克，花茶3克。

做法　用300毫升开水冲泡后饮用，冲饮至味淡。

**功效**　活血祛瘀，调经消水。

## 丹参茶

原料　丹参5克，花茶3克。

**做法** 用丹参的煎煮液泡茶饮用，冲饮至味淡。

**功 效** 活血祛瘀，安神宁心。

## 牛泽茶

**原料** 牛膝5克，泽兰3克，花茶3克。

**做法** 用250毫升开水冲泡后饮用，冲饮至味淡。

**功 效** 化瘀通痹，利水消肿。

## 失笑茶

**原料** 蒲黄5克，五灵脂3克，花茶3克。

**做法** 用前二味药的煎煮液泡茶饮用，冲饮至味淡。

**功 效** 活血行瘀，散结止痛。

## 赤芍茶

**原料** 赤芍10克，花茶3克。

**做法** 用300毫升开水冲泡后饮用，冲饮至味淡。

**功 效** 祛瘀止痛，凉血消肿。

## 红花茶

**原料** 红花3克，花茶3克。

**做法** 用150毫升开水冲泡后饮用，冲饮至味淡。

**功效**　活血通经，祛瘀止痛，降血压。

## 桃归茶

原料　桃仁5克，当归3克，红花3克，牛膝3克，花茶3克。

做法　用前几味药的煎煮液泡茶饮用，冲饮至味淡。

**功效**　活血，养血，祛瘀。

# 调理体质常用的药酒

## 化瘀止痛酒

原料　牡丹皮30克，肉桂30克，桃仁30克，生地黄汁250毫升，白酒500毫升。

做法　将桃仁、牡丹皮、肉桂共捣为细末，与生地黄汁和酒一同煎煮数十沸；冷却后，过滤去渣，收贮备用。每次10～20毫升，每日2～3次，将酒温热服用，或不限时饮。

**功效**　通经化瘀止痛。

## 当归远志酒

原料　全当归、远志各150克，黄酒1500毫升。

做法　将全当归切碎后与远志和匀，装入纱布袋中，用酒浸泡，密封。7日后可开取，去渣备用。每日温饮，随量饮之。

**功效** 活血通经，调和气血。

# 血瘀体质常见病对症食疗方

### 冠心病

冠心病属于中医的胸痹及真心痛范畴。主要是由于年老体衰，正气亏虚，脏腑功能损伤，阴阳气血失调，加上七情内伤、饮食不节、寒冷刺激、劳逸失度等因素的影响，导致气滞血瘀，胸阳不振，痰浊内生，使心脉痹阻而致病。瘀血体质所致的冠心病临床表现为心胸疼痛，如刺如绞，痛有定处，入夜为甚，甚则心痛彻背，背痛彻心，或痛引肩背，伴有胸闷，日久不愈，可因暴怒、劳累而加重，舌质紫黯，有瘀斑，苔薄，脉弦涩。

**丹参酒**

原料 丹参30克，白酒500毫升。

做法 将丹参洗净，泡入白酒中，约7天后即可服用。每次10毫升左右，饭前服。

功效 补气活血。适宜于冠心病患者经常饮用。

| 桃仁山楂<br>代茶饮 | 原料 | 桃仁6克，山楂12克，陈皮3克。 |
| --- | --- | --- |
| | 做法 | 开水沏或煎汤，代茶饮。 |
| | 功效 | 活血化瘀。适用于冠心病瘀血证较明显者。 |

## 黄褐斑

血瘀体质者具有血行不畅或瘀血内阻的体质状态，血液循环受阻，皮肤中的毒素就无法经血液循环代谢掉，过多的毒素淤积，皮肤就会出现晦黯，面部易产生黄褐斑。本病以女性为多见，皮损为大小不等、形状不一的色素斑，颜色呈淡褐色至暗褐色，并常常受紫外线照射的影响，夏天颜色加深，冬天变淡，边界较清楚，通常对称性分布于眼周附近、前额、面颊、鼻部及口周，有的黄褐斑还会互相融合，形成蝴蝶状，无鳞屑，无痛痒感。

| 桂圆<br>核桃茶 | 原料 | 桂圆1份，核桃仁2份。 |
| --- | --- | --- |
| | 做法 | 将桂圆、核桃一起冷水下锅，开锅以后煮半个小时，即可食用。须连水带桂圆、核桃一起食用。 |
| | 功效 | 活血化瘀。 |

## 痛经

每个月让女性无法轻松面对的痛经，可能是血瘀体质在捣乱。血瘀体质的人体内有瘀血，气血不通畅，不通则痛，因此会产生痛经。并伴有嘴唇色黯，皮肤比较粗糙，身上有莫名的瘀青，眼中血丝比较多，刷牙时牙龈易出血，比较急躁，易忘事等。经期腹部很痛，但不敢按，否则更痛，经血色黯，有血块。

### 醋糖益母饮

**原料** 红糖30克，米醋20克，益母草15克，当归15克。

**做法** 以上原料加清水适量同煎，去渣取汁。分2次服，每日1剂。

**功效** 祛瘀止痛。主治痛经。

### 田七鸡蛋汤

**原料** 鸡蛋2枚，三七6克（打碎），艾叶10克，生姜15克。

**做法** 以上原料水煮，鸡蛋煮熟后，取出去壳，放入再煮，煮好后饮汁吃蛋，每日1次。

**功效** 活血化瘀。主要治疗气滞血瘀型痛经，症见经前或经期小腹胀痛，行经量少，淋漓不畅，血色紫黯有血块，块下则疼痛减轻，胸胁乳房作胀，舌质紫黯，舌边或有瘀点、瘀斑，脉沉弦。

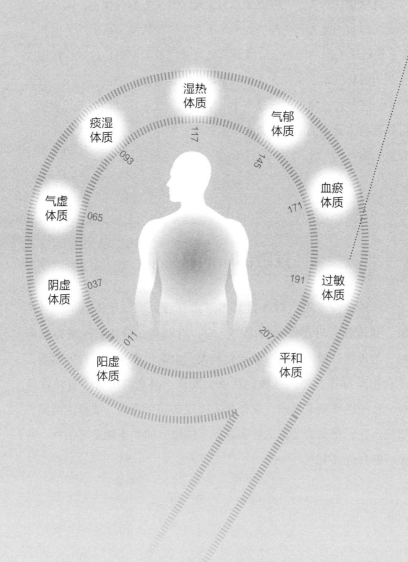

# 第九章

# 天生特异的
# 过敏体质

湿热
体质

117

气郁
体质

145

痰湿
体质

093

血瘀
体质

171

气虚
体质

065

过敏
体质

191

阴虚
体质

037

平和
体质

207

阳虚
体质

011

## 形成过敏体质的原因

过敏体质的人，一方面秉承自父母，另一方面与饮食、压力过大导致的抵抗力变差、免疫功能不足等有关。过敏原是致病的外因和条件，而机体生理功能和适应性调节能力紊乱或低下则是过敏性疾病发生的内因和根本。在先天遗传因素导致过敏体质形成的前提下，后天因素也可对过敏体质的形成产生一定影响。如长期食用海鲜等食品，可导致机体代谢的改变；紧张、焦虑不安等精神刺激可造成机体阴阳气血失调等。

## 过敏体质的易感病

过敏体质者天生对外界某些因素具有强烈的敏感性，一旦接触，身体就会出现强烈的应激反应。特别是在身体状况变得虚弱时，若再遇过敏原，如温差变化较大、尘螨、废气、花粉等刺激，或食用海鲜等食物，过敏症状就会发作。易患荨麻疹、过敏性鼻炎、过敏性哮喘等疾病，发作起来或皮肤瘙痒难忍，或鼻流清涕、喷嚏不止，严重者会出现呼吸急促、喘憋，如果不能及时治疗，甚至可能会危及生命。

## 调养方案

### 1 饮食调养

过敏体质之人饮食上须远离"发物",合理"挑食",多吃一些益气固表、凉血消风和补益肺肾的食物。饮食宜清淡、均衡,粗、细粮搭配适当,荤素配伍合理;少食荞麦(含致敏物质荞麦荧光素)、蚕豆、扁豆、牛肉、羊肉、狗肉、鹅肉、鲤鱼、虾、蟹、茄子、蒜、辣椒、酒、浓茶、咖啡等含致敏物质的食物、腥膻发物及辛辣之品以免引动宿疾。另外,像榴莲、芒果、龙眼、荔枝、桃、葡萄、香蕉、菠萝、草莓等水果,也易引起过敏反应,过敏体质者也要少食,以免引发病情。而像绿豆、冬瓜、莲子等清热、解毒、利湿的食物应多食,也可多吃补肾的坚果,如核桃、板栗、松子等。

### 2 生活起居

过敏体质者要养成好的生活习惯。按时作息,一日三餐要规律,定时大便,不紧张、不过累。生活中要顺应四时变化,以适寒温。尽量避免接触致敏物质,如尘螨、花粉、油漆等。居室宜通风良好,保持室内清洁,被褥、床单要经常洗晒。不宜养宠物,以防对动物毛发过敏。

## ❸ 运动调养

过敏体质者适宜跑步、骑自行车、球类、太极拳、五禽戏、瑜伽等，避免春天或季节交替时长时间在野外锻炼。在锻炼中应避免汗出当风，激惹过敏状态，以不出汗或微微出汗为好，注意呼吸的均匀，提倡腹式呼吸。但过敏性哮喘者，不能剧烈运动。过敏体质者应根据自身体质特征有针对性地选择运动锻炼项目，以逐渐改善体质。

## ❹ 精神调养

若想身无病，心情要平静。过敏体质的人往往情绪敏感，心性浮躁，所以这类人要常修心养性，避免情绪紧张、急躁恼怒。因为这些不良情绪容易影响到身体内分泌的水平，使免疫功能下降，从而引发各种各样的疾病。

# 四季顺时养生要点

过敏体质者是一类特殊体质的人群，有的人即使不感冒也经常鼻塞、打喷嚏、流鼻涕；有的人皮肤容易起荨麻疹，出现紫红色瘀点、瘀斑，皮肤常一抓就红，并出现抓痕。那么过敏体质者四季应如何养生呢？

过敏体质者四季都应防止接触过敏原，尤其是在季节交替之时，这往往也是过敏反应的多发季节。春季，气候多风，万物复苏，柳絮、花粉随风飞散，对此过敏者往往防不胜防，因此出门应注意戴好口罩、纱巾，减少接触。风邪常易裹挟湿气、温燥、疫疬之气，故过敏体质者多在春季汗出当风、肌表皮肤在户外暴露之时发生过敏反应，故应防止受风，尽量减少户外活动。同时，应当忌食辛辣、腥膻发物，多食健脾益气的食物以增强免疫力和适应能力。

夏季过敏体质者除应避开过敏原之外，还应重视精神方面的自我调养，多与人交流，调适情志，切莫过分在意自己的过敏体质，防止产生自卑心理。此外，运动时应防止出汗太过、伤津耗气，及时补充水分。秋冬季节易发过敏反应者，可以采用冬病夏治之法，借天时之利，去除顽疾。

秋季气候转凉，易出现过敏性哮喘、过敏性鼻炎等病症，过敏体质者应注意及时增添衣物，防止感寒，避免于清晨或夜晚在户外活动。秋季可以适时进补，以健脾益气或滋阴润燥的食物为主，以利冬季的闭藏；可以开始适当延长睡眠时间，早睡晚起，或打打太极、练练气功，增强自身免疫力。衣着应密实，防止汗出着风，居所宜朝阳。

冬季可以在午饭过后到太阳下活动，这时的阳光不热不燥，暖度适宜，正是寒冷时节人体阳气的最佳来源。此时应多吃些具有益气健脾功效的食物，如小米、花生、山药、红枣、胡萝卜、豆浆、鸡肉等，让脾胃强健、肺得濡养。若是在北方的冬季，还可以甘润生津之品对抗干燥，如圆白菜、银耳、黑木耳、牛奶、蜂蜜、黑芝麻、冰糖等，都比较适宜。少吃辛辣刺激的食物，如葱、辣椒、姜、蒜、白酒等。

## 不可不吃的抗过敏提高免疫力食材

**蜂蜜**

| 性味 | 味甘，性平。归肺、脾、大肠经
| 功效 | 润肺补中、缓急解毒、润肠通便

蜂蜜是一种天然食品，味道甜美，所含的葡萄糖和果糖为单糖，可直接被人体吸收，特别是对妇、幼、老人更具有良好的保健作用。蜂蜜为蜜蜂采集花蜜，经自然发酵而成的黄白色黏稠液体，被誉为"大自然中最完美的营养食品"。李时珍说："蜂蜜，其入药之功有五：清热也，补中也，解毒也，润燥也，止痛也。生则性凉，故能清热；熟则性温，故能补中；甘而平和，故能解毒；柔而濡泽，故能润燥；缓可以去急，故能止心腹肌肉疮疡之痛；和可以致中，故能调和百药而与甘草同功。"蜂蜜中含有的多种酶和微量元素可以提高人体免疫力。蜂蜜能促使肝细胞再生，对脂肪肝的形成有一定的抑制作用。蜂蜜还有杀菌的作用，经常食用蜂蜜，不仅对牙齿无害，还能在口腔内起到杀菌消毒的作用。蜂蜜能治疗某些皮肤创伤，特别是烫伤，将蜂蜜当作皮肤伤口敷料时，细菌无法生长。蜂蜜还能有效地增进食欲，改善睡眠并促进人体生长发育。蜂蜜对胃肠功能有调节作用，可使胃酸分泌正常；动物实验证实，蜂蜜有增强肠蠕动的作用，可显著缩短排便时间。冬季皮肤干燥，可用少许蜂蜜调和水后涂于皮肤，防止干裂。需要注意的是，蜂蜜不适宜一岁以下的婴儿食用。

**金针菇**　｜性味｜味甘、咸，性寒

　　　　　｜功效｜补肝、益肠胃、抗癌

　　金针菇，又称冬菇，主治肝病、胃肠道炎症、溃疡、肿瘤等。金针菇氨基酸的含量非常丰富，高于一般菇类，尤其是赖氨酸的含量特别高，锌的含量也比较高，赖氨酸和锌对促进智力发育、增强记忆力有裨益，是儿童保健增智、老年人延年益寿、成年人增强记忆力的佳品，在日本被誉为"益智菇"和"增智菇"。金针菇还是高钾低钠食品，可防治高血压病，还可预防哮喘、鼻炎、湿疹等。金针菇能有效增强机体活力，促进体内新陈代谢，还有利于食物中各种营养素的吸收和利用，对儿童的生长发育也大有益处。金针菇还有抗菌消炎、消除重金属毒素、抗肿瘤的作用。中医认为，金针菇性寒，故平素脾胃虚寒、腹泻便溏的人忌食。新鲜的金针菇中含有秋水仙碱，人食用后，容易氧化而产生有毒的二秋水仙碱，它对胃肠黏膜和呼吸道黏膜有强烈的刺激作用。因此金针菇一定要煮熟再吃，否则容易引起中毒。食用时可先放入沸水锅内余一下捞起，凉拌、炒、炝、熘、烧、炖、煮、蒸、做汤均可。

**燕麦**　｜性味｜味甘，性平。归肝、脾、胃经

　　　　｜功效｜健脾、益气、补虚、止汗、养胃、润肠

　　燕麦是一种低糖、高营养、高能食品。在美国、日本、韩国、加拿大、法国等国家，燕麦被称为"家庭医生""植物黄金""天然美容

师"。燕麦可以有效地降低血液中的胆固醇，经常食用，可对中老年人的主要威胁——心脑血管疾病起到一定的预防作用。燕麦中含有极其丰富的亚油酸，对脂肪肝、糖尿病、便秘等也有辅助疗效。另外，燕麦对老年人增强体力，延年益寿也是大有裨益的。经常食用燕麦对糖尿病患者有非常好的降糖、减肥的功效。燕麦还可以改善新陈代谢，提高免疫力，缓解生活、工作带来的压力。其含有的钙、磷、铁、锌等矿物质有预防骨质疏松、促进伤口愈合、预防贫血的功效。燕麦中膳食纤维丰富，可长时间保持饱腹感，防止摄入过多的油腻和咸味食物，达到减肥瘦身的效果。一次不宜食用太多燕麦，否则会造成胃痉挛或腹胀。

**红枣**　│性味│味甘，性温。归脾、胃经
　　　　│功效│补脾益气、养血安神

红枣又名大枣，可治疗身体虚弱、神经衰弱、脾胃不和、消化不良、贫血消瘦等，有"日食三颗枣，百岁不显老"之说。大枣营养丰富，含有较多的维生素、矿物质等营养成分。红枣能提高白蛋白，保护肝脏，还含有抑制癌细胞，甚至可使癌细胞向正常细胞转化的物质。据研究发现，红枣中还含有大量叫作环磷酸腺苷的物质，它具有扩张血管、增强心肌收缩力、改善心肌营养的作用。红枣对防治骨质疏松和贫血也有重要作用。

| 糯米 | | 性味 | 味甘，性温。归脾、胃、肺经 |
| | | 功效 | 补中益气、养胃健脾、固表止汗、止泻、<br>安胎、解毒疗疮 |

糯米，又称江米，可用于虚寒性胃痛、泄泻、消渴多尿、气虚自汗、痘疹、痈疖等病症。糯米含有蛋白质、脂肪、糖类、钙、磷、铁、维生素$B_1$、维生素$B_2$、维生素$B_3$等，营养丰富，为温补强壮食品。糯米有收涩作用，因此对尿频、盗汗有较好的食疗效果。糯米味甘性温，能够补养人体正气，还能够缓解妊娠后腰腹坠胀、劳动损伤后气短乏力等症状。糯米食品宜加热后食用。糯米黏腻，如果做成糕饼，就更加难以消化，所以婴幼儿、老年人及病后消化力弱的人忌食糯米糕饼。对此，《本草纲目》说："糯性黏滞难化，小儿、病患最宜忌之。"

| 乌梅 | | 性味 | 味酸，性平。归肝、脾、肺、大肠经 |
| | | 功效 | 敛肺止咳、涩肠止泻、固崩止血、生津<br>止渴、安蛔 |

乌梅可用来治疗久咳，虚热烦渴，久疟，久泻，痢疾，便血，尿血，血崩，蛔厥腹痛，呕吐，钩虫病等。经实验证明，乌梅对炭疽杆

菌、白喉和类白喉杆菌、枯草杆菌、大肠杆菌、痢疾杆菌、铜绿假单胞菌、金黄色葡萄球菌、肺炎球菌等皆有抑制作用。它的抑菌作用与其有机酸类成分有一定关系。乌梅还可以驱蛔虫，抗过敏，抗肿瘤，增强免疫功能，抗氧化等。一般人群均可食用。感冒发热、咳嗽多痰、胸膈痞闷之人忌食；菌痢、肠炎初期的患者忌食；月经期妇女以及怀孕妇人产前产后忌食。

# 过敏体质调理食谱

## 归芪红枣蒸鸡

原料　黄芪30克，当归20克，红枣8枚，嫩母鸡1只（约1.5千克），黄酒30毫升，盐、胡椒粉各少许，葱、姜各适量。

做法　鸡去毛、内脏，洗净；黄芪、当归切片，与红枣共置鸡腹内，放入盘子中，加姜、葱、食盐、胡椒粉、黄酒，入蒸笼蒸2小时即可。

**功效**　补气生血。适用于体质较虚或年老的过敏体质者。

## 芦荟油煎鸭蛋

原料　芦荟30克，香油50克，鸭蛋1枚。

做法　将香油烧热，放入切成细片的芦荟，炒至微黑色，加入鸭蛋

1枚，打碎，炒熟后食用，每天1次。

**功效** 改善体质，增强免疫力。

# 家常保健药膳推荐

## 葱白红枣鸡肉粥

原料　粳米100克，红枣10枚（去核），连骨鸡肉100克，姜、香菜、葱、盐各适量。

做法　姜切片，香菜、葱切末。锅内加水适量，放入鸡肉、姜片大火煮开，然后放入粳米、红枣熬45分钟左右。最后加入葱、香菜、盐调味即可。

**功效** 用于过敏性鼻炎见鼻塞、喷嚏、流清涕者。

## 玉屏风散粥

原料　黄芪30克，白术30克，生姜15克，防风10克，粳米90~150克，红糖或白砂糖少许。

做法　先将黄芪、白术煎半小时，后入防风煮沸取汁待用。生姜切成丁，加粳米及适量水煮成粥，倒入药汁调匀，再加红糖或白糖调味服用。

**功效** 用于对冷空气过敏的鼻炎患者。

## 葱白百合粥

**原料** 粳米100克，百合30克，薄荷6克，葱白10克。

**做法** 锅中加水适量，放入粳米、百合煮45分钟左右，再加入葱白、薄荷，调味即成。

**功效** 用于过敏性鼻炎。

## 固表粥

**原料** 乌梅15克，黄芪20克，当归12克，粳米100克，冰糖适量。

**做法** 乌梅、黄芪、当归放砂锅中加水煎开，再用小火慢煎成浓汁，倒出药汁后，再加水煎开后取汁，将两次的药汁混合。用汁煮粳米成粥，加冰糖趁热食用。

**功效** 养血消风，扶正固表。对于过敏体质，有过敏性鼻炎、过敏性哮喘、荨麻疹等病症者都可以适当选用。

## 黑木耳粥

**原料** 黑木耳5克，粳米100克，红枣50克。

**做法** 将黑木耳放入温水中泡发，摘去蒂，除去杂质，撕成数瓣后放入锅内，另将淘洗干净的粳米、红枣放入锅内，加适量水，用大火煮沸后，改用文火煮至黑木耳烂熟，加入适量冰糖调味即可。

**功效** 适于体质较弱的过敏性哮喘患者。

## 赤芍生地银花饮

原料　生地黄25克，金银花30克，赤芍10克，蜂蜜适量。

做法　将前3味加水煎取汁，加蜂蜜调味，分2～3次饮用。

**功效**　适于荨麻疹、湿疹等皮肤过敏患者。

# 调理体质常用的药茶

## 辛夷花茶

原料　辛夷花6克，紫苏叶10克。

做法　以上两味切碎放入茶杯，冲入白开水，加盖泡10分钟后即可饮用。

**功效**　祛风，抗过敏。可用于防治过敏性鼻炎。

## 红枣山药茶

原料　红枣9枚，山药100克。

做法　将上述两味同煎汤代茶饮。每日1剂，连用2～3周。

**功效**　健脾利湿，养血祛风。适用于气血不足型皮肤瘙痒者。

# 过敏体质常见病对症食疗方

## 荨麻疹

荨麻疹是一种常见的皮肤病，由各种因素致使皮肤黏膜血管发生暂时性炎性充血与大量液体渗出，造成局部水肿性的损害。荨麻疹迅速发生与消退，多伴有瘙痒，可有发烧、腹痛、腹泻或其他全身症状。过敏体质跟荨麻疹的发生有着密切的关系。

### 归芪防风猪瘦肉汤

**原料** 当归20克，黄芪20克，防风10克，猪瘦肉60克。

**做法** 将前三味中药用干净纱布包裹，与猪瘦肉一起炖煮，熟后去药包，饮汤食猪瘦肉。

**功效** 益气养血，用于气血两虚型荨麻疹。

### 防风苏叶猪瘦肉汤

**原料** 防风15克，紫苏叶10克，白鲜皮15克，猪瘦肉50克，生姜5片。

**做法** 将前三味中药用干净纱布包裹和猪瘦肉、生姜一起煮汤，熟后去药包，饮汤吃猪瘦肉。

**功效** 用于风寒型荨麻疹。

## 过敏性哮喘

哮喘是由多种细胞特别是肥大细胞、嗜酸性粒细胞和T淋巴细胞参与的慢性气道炎症。在易感者中此种炎症可引起反复发作的喘息、气促、胸闷和咳嗽等症状，多在夜间或凌晨发生，气道对多种刺激因子反应性增高，但部分可自然缓解或经治疗缓解。

**益气汤**

原料 枸杞子6克，黄芪12克，大枣9克，当归3克，百合6克，杏仁6克。

做法 以上原料煎水当茶饮。

功效 强化体质。

**川贝山药粉**

原料 川贝母、山药等分。

做法 以上两味各等分研成粉末，早晚各服用1匙。

功效 强化小儿过敏性哮喘患者的体质。

## 过敏性鼻炎

过敏性鼻炎是特应性个体接触变应原后由IgE介导的介质（主要是组胺）释放、并有多种免疫活性细胞和细胞因子等参与的鼻黏膜慢性炎症反应性疾病，以鼻痒、喷嚏、鼻分泌亢进、鼻黏膜肿胀等为主

要特点。虽然过敏性鼻炎不是一种严重疾病，但可以影响患者的日常
生活、学习以及工作。在日常生活中，可在医生指导下通过饮食来调
理本病。

**神仙粥**

原 料　生姜6克，连须葱白6根，糯米60克，米醋
10毫升。

做 法　先将糯米洗净后与生姜同煮，粥将熟时放
入葱白，最后入米醋，稍煮即可食。

功 效　用于风寒型过敏性鼻炎。

**苁蓉金樱羊肉粥**

原 料　肉苁蓉15克，金樱子15克，精羊肉100克，
粳米100克，细盐少许，葱白2根，生姜3片。

做 法　先将肉苁蓉、金樱子水煎去渣取汁，入羊
肉、粳米同煮粥，待熟时，入盐、生姜、
葱白稍煮即可。

功 效　用于肾虚型过敏性鼻炎。

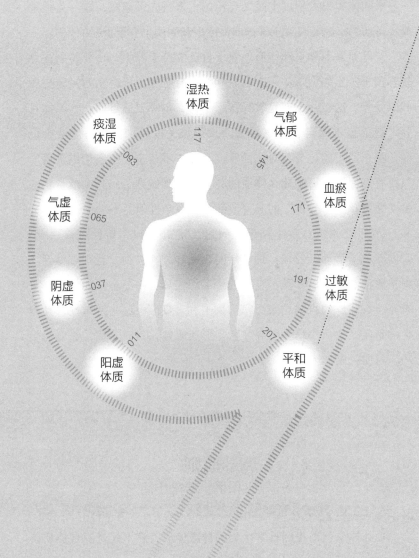

第十章

# 形神和谐的
# 平和体质

湿热
体质
117

气郁
体质
145

痰湿
体质
093

气虚
体质
065

血瘀
体质
171

阴虚
体质
037

191

过敏
体质

阳虚
体质
011

207

平和
体质

## 形成平和体质的原因

平和体质很大程度上是父母给的，来自先天禀赋，这一点很重要。自幼的家庭养育对于维护或促生平和体质也有很重要的作用。

父母如果不是平和体质，除了自己要善于养生，还要特别注意教养孩子。比如训练孩子吃有吃相，坐有坐相，玩完东西一定要放回原处等。这实际上就是教导孩子干什么事都要适可而止，不能过分，锻炼孩子的自我约束能力。孩子长大以后，自然而然就会记得，吃东西不能过分，对东西不能贪婪，不熬夜，不恣情纵欲等。只要有好习惯，不论什么体质的养生都不难做到了。其中最重要的是要注意孩子"心神"的养育，使孩子有个性但是不偏激，心态平和。"神"在很大程度上是秉性问题，"江山易改，秉性难移"，小时候养成了躁动的习惯，到老年时再去养神、静神，就很难做到。家长要注意从小培养孩子良好的生活习惯和性格心态，如做事有头有尾，有较好的自我约束力，为人平和善良……这些是秉性，是养生的基础，要从小培养引导才行。形成秉性，养成习惯，熟就能生巧，习惯就成自然。

## 调养原则
### ——气血和谐，博采中庸

平和体质就是我们日常认为的健康体质，它不仅是一种体质，更是一种生活状态，一份对健康的美好愿望，一个和谐生命的范本。平和体质日常养生应采取中庸之道，注意摄生保养，饮食有节，劳逸结合，生活规律，坚持锻炼。正如《黄帝内经·素问》所云："是以志闲而少欲，心安而不惧，形劳而不倦，气从以顺，各从其欲，皆得所愿。故美其食，任其服，乐其俗，高下不相慕，其民故曰朴，是以嗜欲不能劳其目，淫邪不能惑其心，愚智贤不肖不惧于物，故合于道。所以能年皆度百岁而动作不衰者，以其德全不危也。"

## 调养方案

### ❶ 饮食调养

因为平和体质者具有阴阳和调、血脉畅达、五脏匀平的生理特点，故饮食要寒温适中、食物多样化，不宜过于偏食寒性或热性的食物，以免日久影响机体的阴阳平衡，引起体质的改变。日常生活中，应尽量选择平性或稍具温、凉之性的食品。也可以利用相反的食性来调节食物的寒温之性，如水产品鱼、蟹之类多有寒凉之性，烹调时多放一些葱、姜等调味品，或加料酒，以减轻其寒性。

### ❷ 生活起居

生活应有规律，不要过度劳累。饭后宜缓行百步，不宜食后即睡。作息良好，不熬夜，保持充足的睡眠时间。穿戴应求自然。

### ③　运动调养

平和体质之人须形成良好的运动健身习惯。可根据个人爱好和耐受程度，选择运动健身项目。一般来说，一个人每天需要约半小时的运动量，且以有氧运动为好。年轻人可选择一些强度大的运动比如跑步、打球，老年人则适当散步、打太极拳等。

### ④　情志调摄

平和体质者宜保持平和的心态。《黄帝内经》云："外不劳形于事，内无思想之患，以恬愉为务，以自得为功，形体不敝，精神不散，亦可以百数。"可根据个人爱好，选择弹琴、下棋、书法、绘画、听音乐、阅读、旅游、种植花草等方式放松心情。

## 营养均衡、饮食有度保健康

平和体质的人具有阴阳和调、血脉畅达、五脏匀平的生理特点，其饮食调养的原则在于营养均衡、饮食有度。《素问·脏气法时论》中明确指出："五谷为养，五果为助，五畜为益，五菜为充，气味合而服之，以补精益气。"说明了我国传统的膳食营养均衡的观念。

平和体质者饮食不宜过饱，也不宜过饥，且要寒温适中，不宜过于偏食寒性或热性的食物，以免日久影响机体的阴阳平衡，引起体质的改变。平和体质之人也要五味调和，不可偏嗜。《素问·生气通天论》

云："味过于酸，肝气以津，脾气乃绝；味过于咸，大骨气劳，短肌，心气抑；味过于甘，心气喘满，色黑，肾气不衡；味过于苦，脾气不濡，胃气乃厚；味过于辛，筋脉沮弛，精神乃央。"五味有所偏嗜，则脏气有所偏伤，甚则累及其他脏腑而引发各种病变，从而影响体质的平和，导致疾病。故应按照各味归各脏的原则进行饮食，即"五味各走其所喜：谷味酸，先走肝；谷味苦，先走心；谷味甘，先走脾；谷味辛，先走肺；谷味咸，先走肾"（《灵枢·五味》）。还应注意粗、细粮合理搭配，也不要进食过冷、过烫或不干净食物。此外，尽量戒烟限酒。

# 四季饮食调养要点

在平衡膳食的基础上，平和体质者的饮食调养，还应注意气味调和，并根据不同的季节选择适宜的饮食。在顺应四时、因时制宜原则的指导下，对四时进补分别制定不同的方法。

春宜升补：春季阳气初升，万物复苏，此时宜顺应阳气升发之性，选择清轻升发，宣透阳气的食物，但应注意不宜过于辛热升散。宜多食应季蔬菜，如菠菜、韭菜、芹菜、春笋、荠菜等。

夏宜清补：夏季阳气隆盛，气候炎热，此时应选用清热解暑、清淡芳香的食物，不可多食肥甘厚味之品。宜多食新鲜水果，如西瓜、番茄、菠萝等。其他清凉生津食品，如金银花、芦根、绿豆、冬瓜、苦瓜等均可酌情食用。

长夏宜淡补：长夏为夏秋之交，此时为一年之中湿气最盛的季节，人会感到四肢困倦、胸闷腹胀、食欲减少，甚至出现呕吐腹泻等水湿内停病症。此时宜选用芳香化湿或淡渗利湿的食物以健脾祛湿，如藿香、茯苓、山药、莲子、薏苡仁、白扁豆等，最忌滋腻助湿之品。

秋宜平补：秋季阳气收敛，阴气滋长，进食宜选用寒温偏性不明显的平性之食。同时，因秋季气候干燥，宜食用滋阴之品，如沙参、麦冬、百合、黑芝麻、蜂蜜、梨等。

冬宜温补：冬季天寒地冻，阳气深藏，此时宜选用温热助阳之品，以扶阳散寒，如生姜、肉桂、胡椒、羊肉、牛肉等。

# 四季顺时养生要点

平和体质的养生更应顺应四季的特点进行调养。

春季是人体新陈代谢十分活跃的时期，常言道，"百草回生，百病易发"，因此特别要注意起居劳作、精神调摄等，关键是顺应春天阳气升发、万物萌生的特点，使自己的精神、情志、气血也能像春天的气候那样舒展畅达、生机勃发。春季气候变化较大，不宜立刻减去衣被，着装宜"上薄下厚"；饮食上应多食绿叶蔬菜，忌食酸涩收引之品；起居宜早睡早起，保持每天有充足睡眠；午饭半小时后可适当小憩，一般以半小时或40分钟为宜；房间注意通风，保持室内空气清新；坚持锻炼身体，根据自己的年龄、体质，选择慢跑、散步、保健操等适当的锻炼项目，也可踏青赏花、郊游戏水。另外，春季也是疫病多发的季节，应当注意个人卫生，避免感染流行性疾病。

夏季阳盛于外，应注意保护阳气，防止耗散太过。天气炎热，更应调息静心，心静自然凉。夏季是阳气最盛的季节，此时也是人体新陈代谢最旺盛的时候，人体出汗过多而容易丢失津液。因此夏季养生应避免伤津耗气，饮食宜选时令瓜果蔬菜，清淡忌油腻，如常饮绿豆汤可清热解暑。《黄帝内经》中说："夏三月……夜卧早起，无厌于日"，意指夏季要早点起床，以顺应阳气的充盈，晚些入睡，但也不宜超过晚上11点。常用温水沐浴，切勿过食生冷，或使空调温度过低等。运动时防止大汗、暴晒，注意及时补充水分。

秋季气候处于"阳消阴长"的过渡阶段，阳气由升发、疏泄趋向收敛、闭藏，故起居作息上应早睡早起，适时增加衣被，以防感受风寒。秋季阳气渐收，阴气渐长，此时人体也应顺应四时变化的规律，进入保护阴气的阶段，在饮食方面应以防燥生津、滋阴润肺为主，故宜食酸收之品。此季节时令果蔬丰富，酸味水果多可保肺滋阴、益胃生津，如苹果、石榴、葡萄、柚子、柠檬、山楂等。

冬季万物蛰伏潜藏，以抵御严冬。此时应顺应季节变化以闭藏为养，宜精神内敛，起居作息应当早睡晚起，节制房事，固护精气。根据中医"虚则补之，寒则温之"的原则，冬季要多吃温、热性质的食物，提高机体的耐寒力。故饮食应以温阳为主，适食牛羊肉、核桃、板栗、龙眼、生姜等，少食盐。锻炼应注意防寒，避免冻伤，大风、大寒、大雪、雾露天气不宜进行户外锻炼。